SHODENSHA
SHINSHO

都合のいい「うつ」

上野 玲

祥伝社新書

はじめに

厚生労働省の発表によれば、うつの受診者は一〇〇万人を超えたそうです。

二〇〇八年のリーマン・ショックから端を発した世界金融恐慌は、日本経済も揺るがし、企業の倒産、株式市場の低迷、消費の冷え込み、雇用不安など、「百年に一度」という経済危機が訪れました。

また、二〇〇九年には、長期にわたって政治の主導権を握っていた自民党から、民主党に政権が歴史的転換を果たしましたが、国民の信頼を集めて絶大な支持率を誇っていた鳩山由紀夫《はとやまゆきお》内閣が、わずか一年足らずで瓦解して、菅直人《かんなおと》首相に移行するなど、政治的にも不安定な状態が続いています。

そうした社会全体に、不安感、閉塞感が満ちている中、うつ患者一〇〇万人突破という状況は、まさに日本が「うつ社会」に突入したことを示しています。うつは、もはや特殊な症状ではなく、誰がなってもおかしくない、日常の危機として考える時代になりました。

私はこれまで一〇年以上にわたって、うつの取材を続けてきました。そして、様々な雑誌で記事を掲載し、うつに関する本も多数、上梓しています。

ただ、それらの読者対象は、うつ患者とその家族が中核でした。

最近、うつに関して社会的関心を呼んでいるのが、「新型うつ」です。仕事中は憂鬱《ゆううつ》だが、仕事以外の時間は趣味や遊びを楽しめる、これまでのうつとは違う病態から、「うつが変容した」という言説が飛び交っています。

果たして、それは本当でしょうか。

「新型うつ」と思われる人を抱えた職場は、この新しいタイプの症状に戸惑いを隠せません。本書は、新たな読者対象として、「新型うつ」と思われる人を抱えた職場の管理職や企業の人事担当者に読まれることを意識して書いています。

感覚的な断片情報では「新型うつ」をきちんと理解することはできません。正しい知識を得ることで、どうしたら「新型うつ」と思われる人たちに対処していけるのかを、具体的に考察したのが、本書の特徴です。

さらに、「新型うつ」だけでなく、それを生み出した日本の様々な現状の問題点にも言及していますので、いわゆる「うつ本」としてだけでなく、「現代日本論」としても読むことができます。その意味では、すべての日本人が読者対象になるでしょう。

本書の具体的な構成は、以下の通りです。

まず、本文部分への導入として、序論をおいています。ここでは、「新型うつ」の考察に入る前に、現代日本社会の中にあるうつについて、全般的な話をしています。先に一読していただければ、本文を理解する知識が得られるのではないでしょうか。

第一章では、これまで心の専門家とされる精神科医やカウンセラーたちが、その著書で、「新型うつ」をどのように考察しているかについて検証をします。「新型うつ」の歴史が概観できます。

第二章では、うつを臨床で診ている四名の医師（うち、精神科医三名、内科医一名）による独自の「新型うつ」解釈を紹介し、比較します。

第三章では、「新型うつ」によって、職場の不満がどれだけ高まっているかを報告します。

第四章では、うつを免罪符にしている人たち（「新型うつ」のみならず、これまでうつに苦しんできた人も含めて）に警告を発します。

そして、うつの人を責めてばかりでは何の解決にもならないので、第五章では、「新型うつ」の人をいかにスムーズな形で職場に復帰させるかを、医師ではなく、労務関係の専門家から取材して、実践的なノウハウを提供しようと試みています。

最後に、終論では、「新型うつ」だけを排除したらいいのか、という「新型うつについて書いた本」としては逆説的な視点から、政治家や企業のモラルハザードが横行している実例と照らし合わせながら、日本が抱えている病理全体について考えていきます。

なお、文中、私は敢《あ》えて「うつ病」とは書かず、「うつ」と表記しています。それは、「うつ病」と医療圏で呼ばれている症状を単に身体の疾患《しっかん》としてとらえるだけではなく、「社会病理」的な視点を加味してとらえる必要があると思うからです。

新しいタイプの症状を示し、職場に混乱を招いている「新型うつ」について、わかりやすく、そして詳細な比較検討を展開していますので、「新型うつ」に関心を持っている人、実際に悩まされている人たちに本書を有効活用していただけたらと願っています。

都合のいい「うつ」——目次

第三章　振り回される職場の不満

序論「私もうつになりたいよ」……うつ不寛容時代の始まり

「うつ＝楽してずるい」

「給料をもらいながら、遊び暮らせるなら、俺だってうつになりたいよ」

東京新橋《しんばし》の飲み屋街。サラリーマンが集まる大衆居酒屋の隅に陣取った私と親しい編集者は、他の客たちが酔いにまかせて騒ぎまくる喧噪の中、ひっそりと焼酎を飲んでいました。

編集者は、酔って目を充血させながら、苦々しく吐き捨てます。

「また、編集部で若い女の編集者が、うつだって診断書を持ってきて、三カ月の休職を取っているんだよ。それでなくても、リストラばかりで、編集部も人数が減って、一人の仕事量は過労死ラインをとっくにオーバーしている。こっちは死にものぐるいで働いているんだ。ところがさ、その女編集者の近況がそれとなく伝わってきたんだけど、うつでつらかったのは、最初の数週間だけで、その後はすっかり気分が良くなったので、今は将来の海外移住を考えて、毎日、語学学校に通っているってんだぜ。給料？　休職だから当然、支給されているよ。つまり、会社から生活費を出してもらいながら、せっせと自分磨きをしているというわけ。いいよな～、うつって。それが許されるんだから。うつってのはさ、現代の免罪符なわけ？　そんな手があるなら、俺だってうつになって、休職して、好きなことして生きていたいよ」

これは壊滅的に業績が悪化している出版界だけの話ではありません。私は仕事柄、様々な業種の人たちと接する機会がありますが、最近、同じような「愚痴」をよく耳にするようになりました。そして、その「愚痴」を言う人のほとんどが、

「過労死するより、うつになってしまえば、長生きできるよ」

とこぼすのです。

こうした話を聞くにつれ、私は複雑な心境になってしまいます。

私のうつ歴は一二年以上になります。最近は、抗うつ薬もやめて、そのせいかどうかわかりませんが、すっかりうつの症状も収まり、日常生活を支障なく送れるようになりました。もしかしたら、私のうつは「消えて」しまったのかもしれません。

その意味で、私はもはや「うつ患者」ではないとも言えますが、やはりつらいうつを経験した身にしてみれば、「うつ＝楽してずるい」という考え方には、首をひねる、というか、

素直に従えません。

うつという言葉は、「鬱」という漢字が常用漢字に入ったことからもわかるように、すっかり人口に膾炙《かいしゃ》しました。わかりやすく言えば、市民権を得たのです。

しかし、言葉として定着はしましたが、果たしてどれだけの人が、うつの実情について知っているでしょうか。なかには「うつなんて弱い人間がなるものだ。根性でこの大不況を生き抜いている私には関係ない」と、まったく関心を寄せない人も少なくありません。あるいは、うつになると精神科などを受診するので、「精神病」というイメージが強いようです(正確には気分障害と国際的にも認定されています。ただし、日本では明治以降に西洋医学が輸入されて以来、統合失調症とうつが二大精神病として考えられてきました。そうした伝統が、ほとんどうつの実態を知らない人たちに、いたずらな恐怖心と差別意識を生んでいるのでしょう)。

従来型うつと「新型うつ」

私は自分もうつになった経験を踏まえて、一〇年以上にわたり、うつについて取材してきました。たぶん、フリーのジャーナリストでは、日本で一番、うつについて多くの記事を書いてきたのではないかと思います。

それもいわゆる「うつの専門家」と言われる精神科医が書いた啓発書にあるような、生やさしい言葉でうつ治療を「とにかく優しく自分勝手に生きなさい」というものではなく、時にうつ患者を叱咤激励《しったげきれい》するような厳しい内容にも踏み込んでいます。当然、反発も強く、決して私の「うつ本」は売れていないのですが、どうも最近、その潮流が変わってきたように思えます。私の記事を支持してくれる人たちが増えてきたのです。

その背景には、うつの長期化が挙げられると思います。精神科医が書いた「うつ本」には、「抗うつ薬の服用と休息で早くて三カ月、だいたいは半年から一年で治る」と、十年一日のように唱え続けられています。臨床の現場でも、医師たちは同様のことを言って、患者を安心させています。

ところが、半年や一年どころではなく、三年、五年、長い人だと私のように一〇年以上もうつの症状に悩まされている人が激増しているのです。そうした情勢を反映してか、厚生労働省も「うつの受診者が一〇〇万人を超えた」と発表したのでしょう。なかには「うつ患者三〇〇万人」と報じるメディアもあるくらいです。もしかすると、実数はもっと多いかもしれません。

そうなると、精神科医の言っていることが本当なのか、疑いだしても不思議ではありません。そもそも抗うつ薬の効果や休養していればいい、という「うつ治療の基本」すら、医学的エビデンス（根拠）がどこまであるのか、海外では疑問の声が上がっています（これ以上の詳しい内容については、本書の主旨から逸脱するので、関心のある方は、拙著『うつは薬では治らない』［文春新書］をご参照ください）。

つまり、「うつ治療の常識」が揺るぎ始めているのです。それが、おそらく、私の提唱してきた「非常識な」うつ治療（決して怪しい精神療法や単なる暗示、あるいは宗教的な内容ではないのですが）に注目が集まっている理由ではないかと思います。

そうした状況下、またまた厄介なことに典型的なうつ（これを本書では便宜的に「従来型うつ」と表記します）とは違う症状を示す、「新型うつ」なるものがメディアを中心に若い二〇代から三〇代に蔓延《まんえん》してきていると、盛んに報じられるようになってきました。今や、うつと言えば「新型うつ」というくらい、一般社会ではとらえられています。

どうやら冒頭に挙げた女性編集者も、その「新型うつ」である可能性が濃厚です。それが具体的にどのようなものかについては、第一章や第二章で詳細に書いていきますが、実は、「新型うつ」が徐々に社会で定着してくることで、従来型うつの人は、はっきり言って困る状況に追いこまれています。

そもそも従来型うつの人は、自分がうつであることを会社や家庭で、今でもなかなかカミングアウトできない現状にあります。私の知っているうつ歴八年の女性は、派遣社員なので、うつであることが派遣先はもとより、派遣元にもばれると、仕事を失い、生活ができなくなります。つらくなると、勤務時間中でもこっそり人目を避けて、誰もいない給湯室などで、抗うつ薬や抗不安薬を飲んで、表面上は平気な顔で働いています。その無理をした反動で、休日は一日、自宅で横になり、外出もままならないくらい、疲弊《ひへい》しきってしまうほどです。

また、二〇代前半のフリーターをしている女性ですが、親が「そんなのは甘えだ」という一言で、うつであることをまったく理解しようとせず、うつの症状が悪化して寝込んだりしていると、露骨に「死んでしまえ」と言われたりするそうです。そのため、家族とはほとんど絶縁状態にあり、逃げ場を失った彼女は、恋人と同棲を始めました。恋人の男性（やはり二〇代会社員）も、最初は彼女のうつに同情的でしたが、やがて煩《わずら》わしくなったのか、彼女を遠ざけるようになり、結局、二人の関係は破綻《はたん》して、今は一人で暮らしています。親からの仕送りもなく、まだつらい気持ちを引きずりながら、時々、コンビニでバイトをして、なんとか糊口《ここう》をしのいでいるのが実情です。

大手企業に勤める会社員でも、企業風土によってうつを公《おおやけ》にできない環境にあります。下手にうつだと上司に告げようものなら、すぐに人事が飛んできて、リストラ対象になってしまう危険性が高いからです。

主婦も例外ではありません。家事ができない、育児ができない状態になると、当然のように、夫から責められ、親族から疎《うと》まれ、その結果、離婚してしまった人もいます。離婚された、と表現するほうが適切かもしれません。かつて、子どもを産めない嫁は「石女《うまずめ》」と蔑《さげす》まれて、放逐《ほうちく》されたように、うつの嫁は要《い》らない、というのが、この二一世紀に入った現代でも、家父長制を基本にした家庭では、公然と離婚理由になってしまうのです。

私は、取材を通して、こうした従来型うつの人たちが、社会から隠れるように生きている様子をまざまざと見せられてきました。そして、うつという言葉は定着したものの、うつの実態は一〇年間、ほとんど理解されていないことを痛感しています。

そこへ、「新型うつ」の登場です。「新型うつ」の特徴をちょっとだけ説明すると、仕事中は抑うつ状態になるが、休職などで仕事から離れると、短期間で抑うつ状態は改善して、残りの休職期間をエンジョイしてしまう傾向があります。

そうなれば、私と一緒に飲んでいた編集者がぼやいていたように、うつで休職した人の穴を埋めるために、仕事量が増えた同僚たちは、意識するにせよ、無意識レベルであっても、不満が高まるのは当然でしょう。

その結果、従来型うつの人が、症状の悪化に耐えかねて、休職を申し出ても、「お前も最近流行の、都合のいいうつじゃないのか」と、真面目に取り合ってもらえず、休むことすらできないで、最悪の場合、面倒な人間は要らないと、解雇されたりする危険性が増大します。そのため、ますますうつをカミングアウトすることは難しく、つらさを押し殺し、自分の中でじっと我慢するしかありません。が、それにも限界があり、うつが悪化して、許容できる精神的なストレスの閾値《いきち》を越えた時、発作的に自殺してしまうケースすらあります。

そうした自殺例をいくつも私は知っています。それだけに、「うつって楽だよな〜」という言葉には、困惑を感じてしまうのです。

従来型うつは自分でも体験したのでわかりますが、決して「楽」ではありません。ただ、「新型うつ」の情報が乱れ飛ぶ中にあって、従来型うつも「新型うつ」も一緒くたに判断されています。これは、本当のうつ治療を進める必要性ばかりでなく、年間三万人超の自殺者が一二年続いている現代において、自殺防止の観点からも、由々《ゆゆ》しき事態です。

うつとは本来どのようなものか

ここで、「新型うつ」との比較をするため、従来型うつの特徴を簡単に説明しましょう。うつの症状には個人差が大きいので、すべての人が当てはまるとは言えませんが、大まかな理解のために典型的な症状を書いておきます。

まず、大多数の従来型うつは、睡眠の不調から始まります。私もそうでした。寝付きはいいのですが、深夜に目が覚めて、それから再び寝ようとしても眠れない（中途覚醒《かくせい》）や、午前四時や五時など、まだ寝ていてもいい時間（あるいは寝ていないと疲労が回復しない時間）に目が覚めて、朝まで寝られない（早朝覚醒）などがあります。これはつらいです。

昔、第二次世界大戦の時、ドイツのナチスが行なった拷問で、もっとも「効果的」（という ことは、残虐性が高い）なのは、眠らせないことだったそうです。睡眠は人間が生きていく上で必要な生理として、重要な意味を持っています。その睡眠パターンが乱れると、肉体的な疲労感が取れないばかりか、「予期不安」といって、また寝られないのではないかという心配を抱き、ますます寝られなくなるといったことが繰り返され、精神的にも参ってしまいます。

これが半月以上続いたら、どんな頑強な肉体を持った人でもフラフラの状態になります。

仕事どころではありません。生きているのがやっとです。

そこでうつ治療を始めれば、多少はつらさの緩和になりますが（ただし、先述したように、単なる抗うつ薬の服用だけでは効果は疑問です。まあ、そのことは敢えて問題視せず、話を先に進めましょう。なにしろ、早めに専門家である精神科医などに相談することは大切です）、精神科には抵抗感を感じて、内科医に診《み》てもらう人がいます。ただ、内科医は精神疾患《しっかん》が専門ではありませんので、製薬会社が作ったマニュアルに従って、やたらと抗うつ薬を飲ませたがる傾向が強いと言われています。その結果、抗うつ薬の副作用で（抗うつ薬はうつの緩和作用より先に様々な副作用がでます。副作用には頭痛、胃腸系障害、喉の渇きなどがあります）、かえって体調が悪くなる場合もあります。肉体的な不調（睡眠の他に、頭痛や胃腸系の不調など）で悩んでいたら、内科医より精神科医と内科医の中間に位置する心療内科を受診することをオススメします。

次に従来型うつの精神状態とはどのようなものでしょうか。

第一は、自己評価の著しい低下が起きます。自信がなくなるのです。自己嫌悪、というのは、どんな人でも経験があるでしょうが、それがもっと深刻化したもの、自己否定、といったレベルにまで達するのが、従来型うつです。そして、あらゆることについて、自分が悪いからだと思いこむ、「自責念《じせきねん》」に陥ります。たとえ、それが不可抗力であったり、他者の責任であっても、全部自分が悪いと自分で自分を責める。だから、自責念というのです。このように、従来型うつは症状が悪化すると、物事を悪い方向にばかり考える、マイナス思考のスパイラルにはまってしまいます。ネガティヴシンキングどころではなく、救いようのない悪い思考にとらわれてしまい、そのため、なおさら自信がなくなっていきます。

こうなると、もはや寝込むしかありません。通常の生活すらできないくらい、心が疲弊の限界に達している、と考えればわかりやすいでしょう。

ただし、寝込んでいるから、安息した気持ちでいるとは限りません。何もしたくない気持ち(これを「億劫感《おっくうかん》」といいます)が強く、極端な話ですが、寝返りもしんどいほどの無気力状態に陥ります。しかし、そうした億劫感を抱きつつ、同時に「こんなことではいけない。何か行動を起こさなければ」という焦り、イライラ感にさいなまれているのです。かといって、実際は何もできない。そのため、一層、イライラ感は募る。すると、やがて二つの感情が合わさって、第三の感情、「不安感」がもたげてきます。

「このままでは、会社をクビになる。家族から見放される。社会で生きていけなくなる」

こうした生きていくことに対する不安感は、たとえ貯金がかなりあっても、家族が優しく接してくれても、会社が雇用を保障してくれても、うつの症状が改善されない限り、払拭《ふっしょく》することは難しいものです。

この三つの感情が、時には億劫感、時には不安感、といったように、感情発現の強弱はあるものの、併存している状態がうつの心理だと理解しておいてください。単に億劫感だけならまだしも、三つの感情が入れ替わり、立ち替わり、心を占領して、判断力、理解力の低下を招きます。それだからこそ、従来型うつはつらいのです。

第二に、興味・関心の喪失が挙げられます。うつになる前は、趣味で大好きだったことに、まったく気持ちが動かなくなります。例えば、釣りが趣味で、毎週のように渓流釣りをしていた人が、釣り竿さえ触ろうとしなくなってしまいます。テレビや新聞などの情報も、煩わしく感じられ、まったくシャットアウトしてしまう場合もあるのです。私もうつが酷《ひど》い時は、テレビ・新聞を拒否していました。この心理は、たぶん、社会が目まぐるしく動いているのに対して、自分は何もせず、漫然と時を浪費している、という焦り、自己存在の無意味性を感じてしまうからではないでしょうか。この点は、「新型うつ」と大きく異なるので、よく覚えておいてください。

ちなみに、性的な関心もまったくといっていいほど、なくなります。性交渉を拒否するだけでなく、性的なイメージを喚起《かんき》させる異性がいても、一切、性欲がなくなってしまうのです。私は男性ですが、うつの酷い時は、どんなに露出度の高い美人女性が近づいてきても、好奇の目で見たり、ましてや性的な欲望を抱くことは皆無でした。

回復期に起こる「希死念慮《きしねんりょ》」（自殺衝動）

第三は、自殺の衝動が起こりがちになることです。うつは一度、発症したら、そのままずっとつらい状態が続くわけではありません。人間の感情は、通常、アップダウンの波形を描いています。気分のいい時もあれば、落ち込む時もあります。うつでもそれは同じです。うつの場合、治療の効果にもよりますが、治療が遅くなればなるほど、最悪期（寝込んでしまうような状態）にまで、落ち込んでしまいます。これはどんな状態かといえば、深海魚が海底でじっとうずくまっているようなもの、と喩《たと》えたらいいかもしれません。とにかく、心が疲弊しきっているのですから、じっとしているしかできないのです。

もっとも、うつは心の疲弊ですから、十分な休息と、うつの起因となった要素（借金、人間関係など様々な要素があります。だからこそ、うつは医療圏だけでは解決できない、社会圏も取り込んだ社会問題だといえます）の負担が軽減、ないし解決の見通しがつけば、体の疲労が休息することで回復するように、時間とともに、うつのつらい症状は軽くなり、次第に興味・関心も復活してきます。笑うことすらできなかった人が、知らない間にテレビのバラエティ番組を見て、笑い転げていた、ということも回復の目安です。

だからといって、直線的な右肩上がりにはいきません。感情のアップダウンの波形が、徐々に小さくなっていくと考えたほうがいいでしょう。うつは最悪期を脱しても、照る日曇る日が繰り返されます。

こうした状態の時に、注意したいのが自殺です。最悪期の時は、はっきり言って、自殺する元気もありません。自殺するには、それなりのエネルギーがいるからでしょう。

厄介なのは回復基調になって、元気が戻ってきた段階です。この状態でも、抑うつ感情が強くなる時があります。先に書いたように、うつは波形を描いて回復するからです。むしろ、つらい症状がやわらぎ、「これでやっとつらさから逃れられる」と安心していた時期に、再び一時的にせよ、抑うつ状態に陥ってしまうと、「もう治らない。一生、つらい思いをするのはもう疲れた」と、絶望感が頭をよぎることがあります。

うつで自殺した人の特徴として、発作的・衝動的という面が挙げられます。あまり遺書を書いたり、計画性を持って自殺に臨む人は少ないようです。うつが軽快して、同僚と仕事帰りに軽く飲み、楽しく談笑した後、駅で電車を待っている時に、突然、抑うつ感情がもたげてきて、電車に飛び込むなど、本人すら予測のできない自殺が多いように考えられています。本人すらよくわからず、死んでしまうのですから、遺された家族は一層、何が何だかわかりません。せっかくうつが良くなっていたのに、どうして自殺したのか。家族に一生、消えない十字架を背負わせることにもなりかねないのです。

自殺防止対策を考える時、うつ治療がよく最優先に掲げられますが、決してうつを治せば自殺がなくなるわけではありません。最終的な段階では、強い抑うつ状態になっているのかもしれませんが、うつになったら自殺する、というのは皮相な解釈だと思います。それより、医学的にうつか否かの判断をすると同時に、何に悩んでいるのか、その社会的解決法はないのかを、行政なりが社会的資源を使って手を差し伸べる必要性も大きいのではないでしょうか（残念ながら行政は、自殺を個人の問題として、行政にはなじまないというスタンスで何ら対策を講じてきませんでした。ようやくここ数年、危機意識を持ち、様々な自殺予防策を作っていこうとしています。しかし、そのほとんどが「お役所仕事」で実効性が低いと言わざるを得ません）。

このように、うつの回復期には自殺衝動（これを「希死念慮《きしねんりよ》」と言います）が起きやすいので、周囲の人は、絶えずうつになった人の存在を認めてあげること、つまり自分自身が生きている意味を感じさせて自信を持たせることがなによりも大切です。

冬山の雪が春の訪れとともに、ゆっくりと溶けて川へ流れていくように、うつも少しずつ、少しずつ、改善に向かいます。一気に治る、と喧伝している医師もいますが、基本は時間がかかると思ったほうがいいでしょう。

そして、仕事なり、生活なりを以前と同じように行なえる程度に回復したら（これを「寛《かん》解《かい》期」と言います）、再発を防ぐために（うつの再発率は非常に高いものです。一度、うつを発症すると、約半数が再発すると言われています）、元の自分に戻るのではなく、違う自分の生き方を自己流にカスタマイズしていくことが大切です（これも本書の主旨から離れるので、先に紹介した『うつは薬では治らない』をご参照ください）。

うつになりやすい人

最後に、従来型うつは、それになりやすい性格にも発症の原因があるのではないか、と考えられてきました。これを「病前性格」と言います。もっとも、うつの発症は患者各人の置かれている環境ともリンクしているので、これだけでうつになるとは限りません。あくまで

「新型うつ」との比較をする材料として、その病前性格について触れておきましょう。

病前性格には、次のようなものが挙げられています。

・生真面目、几帳面《きちょうめん》

・完璧主義

・リーダーシップを取れる能力を持つ

・頼まれたら断れない

いかにも有能な人物像が想像されますね。そうなんです。従来型うつになりやすい人は、仕事上でも主婦としても、有能な人が多いとされています。能力が高いから、どんどん仕事が増え、無能な人が自分で処理できないため押しつけてきた仕事を断れません。それで自分の許容度を超えても頑張り続けます。これまで日本人の美徳とされてきた人物像です。

特にリーマン・ショック以来の「百年に一度の大不況」状態にある現在の日本では、ますますこうした「頑張る」人が、他の「適当に仕事して頑張らない」人の分まで、仕事を背負い込み、日本をなんとか支えてきたのです。かつて高度経済成長期にもうつになる人はいました。ところが、現在のように社会問題化しなかったのは、頑張れば頑張るほど、給料が上がる、ポストが与えられる、その結果、家や車が買えるなどの「ご褒美《ほうび》」がありました。自信を取り戻すチャンスがあったからに他なりません。

残念なことに、今の日本にはその「ご褒美」がありません。人一倍頑張っても、給料はちっとも上がらず、むしろ減額になる企業もあります。雇用も終身雇用制が崩れて、将来の不安は増すばかりです。ポストは、バブル期に有能、無能に関係なく、どの企業もこぞって大量採用したツケで、まったく空きがありません。それどころか、実直に仕事を頑張る人より、要領よく立ち回る無能な人材のほうが、上位のポストにつくといったケースも多いようです。下手に部下が有能だと、無能な上司から煙たがられ、リストラされるといった理不尽がいたるところで見受けられます。

企業のトップに位置する経営者は目先の利益だけしか考えず、将来的な経営戦略が決定的に不足しているからだと指摘する経済評論家もいます。実際、これから多くの企業が海外企業に買収されていくでしょう。既に中国資本が進出してきています。いわば日本は、経済的に外国から「植民地化」されるのです。

これでは従来型うつは増えるばかりなのも頷《うなず》けます。それに加えて、政治不信、失業率の増加、恒常的な企業のモラルハザード、治安の悪化、年金支給の先細りなど、将来に対する希望の喪失が増え、今や日本は「うつ社会」だと言っても間違いありません。

そして、「うつ切り」が始まる

もともと、従来型うつの人は、うつである事実を隠していたり、勇気をもってカミングアウトしても、申し訳ない気持ちでいっぱいでした。だから、同僚たちも自分たちの仕事量が増えたにせよ、不平を言わず、我慢してくれたのではないでしょうか。企業も有能な人材だったからこそ、休職させてうつを改善に導き、なんとか復職に結びつけ、戦力として再活用したいと考えていました。

それも今や状況が変わりつつあります。

二〇〇八年に財団法人社会経済生産性本部（現在は日本生産性本部）メンタル・ヘルス研究所が、企業のメンタルヘルスに関する取組について、上場企業二六九社から得たアンケート結果によると、うつなど「心の病」を持つ社員が増えていると答えた企業は、五六・一パーセントと実に半数以上に達しています。増えてはいないが、横ばいと答えた数も三二パーセントで、ほとんどの企業で「心の病」に悩む社員が蔓延していることを示しています。もっと大規模に、中小企業も対象に入れた調査が行なわれれば、その数値はさらに上がるだろうと容易に予測されます。

もう他人のことまで面倒を見る余裕がない。これがこのアンケートの数値から読み取れる社員の精神状態です。

自分だってつらいのに、なんでうつで休んでいるヤツの分まで背負わなければならないのか。

ここで冒頭に書いた「俺だってうつになりたいよ〜」という編集者の言葉が蘇《よみがえ》ります。うつと診断されれば、給料は支給されて、ゆっくり休んでいればいい。なかには調子が良くなった途端《とたん》、遊び回っているヤツもいることだし。それなら「うつになりたい」と、誰だってそう考えるでしょう。

逆の立場から考えると、うつではないかと密かに感じつつも、働き続けている人たちにとって、「うつは都合のいいずる休みの言い訳」にしか思われないようになったら、休職を求めづらくなる、という悲観論が広がっていきます。

それは従来型うつ特有のマイナス思考ではありません。うつを「都合のいいずる休み」と社会が認識してしまったら、「新型うつ」にせよ、従来型うつにせよ、うつで休職したいなんて言うこと自体、上司は簡単に認められなくなります。仮に認めたとしたら、休んだ社員分の仕事を背負う同僚たちの士気は下がり、生産性は確実に低下してしまうので、「新型うつ」でない従来型うつの人は、もはや逃げ場を失いかねません。

これまでは、「病気だから」と我慢してきた同僚たちも、「新型うつ」の認知度が高まるにつれて、そんなに優しくはなくなるでしょう。「新型うつ」ではない、従来型うつなのに、うつというだけで、白い目で見られ、陰口をたたかれ、しまいにはいじめにも遭《あ》うかもしれません。それでなくても、うつは偏見にさらされていたのに、もっと深刻な差別を受ける危険性も無視できないのです。

また、企業の経営的な見地から考えてみると、これだけうつで休職する社員が増えたら、もはや休職という制度を維持できなくなる企業すら増えてくるでしょう。その対策に費用をかけることができなくなるからです。なかには休職制度を廃止するか、休職より自主退職を迫る場合もあり得ます（会社都合で解雇すると、失業保険料など企業側の負担が増えて損失なので、あくまで自主退職するように脅し、すかし、なんでもするのが企業です）。

つまり、「新型うつ」にせよ、従来型うつにせよ、現代はのんびり休職できない状況がすぐ目の前まできているのです。

その余波については第五章でも触れますが、派遣切りならぬ、「うつ切り」という形で、解雇が進み、そのため収入を失ったうつ患者たちが経済的に困窮《こんきゅう》する確率はかなり高くなります（うつで退職した人を雇うほど現在の企業には体力がありません。必然的に失業者が増加して、生活保護受給も増えます。それに対して、政府は財源をどこまで維持できるのか、まったく現状では不透明です）。こうしたことが起きる背景には、企業にうつの理解が決定的に欠けているためです。これもひとえにうつの啓発が正しく行なわれてこなかったツケではないでしょうか。その責任は、国はもちろん、精神科医にもあります。最悪の場合は自殺のさらなる増加、という悲劇を生むかもしれません。

自殺する人は可哀想には違いありません。しかし、もっと大変なのは、自殺者を家族に持った「自死《じし》遺族」（彼らは自殺という言葉を嫌い、自死という表現を用います）です。一人自殺すれば、少なくとも配偶者や子どもまで、数人の人が、消せない喪失感を一生抱えていかなければならなくなります。

「うつになっちゃえば、ラッキー」

もし、「新型うつ」の人がそう考えているとしたら、返すアテもないままヤミ金で借金をして、その金ですき焼きを食べたり、海外旅行に行ったり、面白楽しく暮らして、ある日、突然、怖いお兄さんが玄関先にやってきて、家を追い出されることと同じです。温かく、帰ってくるのを待っている職場はもうなくなりかけています。そんなギスギスした職場や社会で生きていくのは、うつよりつらい地獄です。

だからこそ、「新型うつ」について、きちんと考察する必要性があります。

精神科医のほとんどが、「うつのようでもあり、うつのようでもなし」といった曖昧《あいまい》な態度で、「新型うつ」が蔓延しているという情報だけをメディアに流し続けます。メディアもそれを受けて、まるで従来型うつが変容して、「新型うつ」の時代になったかのように、憂い顔で報じるだけです。

それだけでいいのでしょうか。

日本人は「なあなあ」な心性を持っています。突き詰めて考えず、その場を「なあなあ」で済ませれば、いつか「誰か」が問題を解決してくれると根拠もなく思いがちです。

そんな「誰か」はいません。

「新型うつ」に対して、きちんとした見解や対処を今から考えていかないと、従来型うつの人も迷惑しますし、「新型うつ」の人も遠からず、痛い目に遭います。さらには、うつで休職した人の分を背負って、ストレスを溜めた人がうつになってしまう「二次被害」も想定されます。

では、「新型うつ」とは、うつなんでしょうか――。

その問いから、この本を始めたいと思います。

第一章　「新型うつ」はどのように語られてきたか

——専門家たちの言説

予兆があった「新型うつ」の登場

今やうつの代名詞的な存在になりつつある「新型うつ」ですが、突然変異的に彗星《すいせい》のごとく出現したわけではありません。時代の変遷とともに、ある意味「進化」あるいは従来型うつから「分化」してきた、と考えたほうがいいでしょう。

その経緯は、第二章で横浜労災病院の心療内科部長、江花昭一《えばなしょういち》氏が詳細に説明してくれていますので、後に譲りますが、いわゆる「新型うつ」的な患者が、企業に現われ始めて、その対策に困りだしたのは、一般書のレベルで判断すると、どうやら二〇〇三年から二〇〇四年頃にかけてのようです。

当時は、「社内うつ」と呼ばれていました。仕事中は憂鬱だが、仕事が終わってからの時間や休みの日は、生活を楽しめるという社員が続々と現われだしている様子が、人事コンサルタントである小杉正太郎《こすぎしょうたろう》氏の著書『社内うつ』（講談社）や『仕事中だけ「うつ」になる人たち』（やはり人事コンサルタントである川上真史《かわかみしんじ》氏との共著・日本経済新聞社）などに記されています。

ただ、これらの「社内うつ」はあくまで特殊な事例として取り上げられており、現在のように一般性や問題意識はまだまだ低いものでした。

「こんな厄介な社員がいてさ～」といったレベルで上司がぼやく程度くらいにしかすぎず、「一部の困ったチャン」扱いをしていただけだったようです。

これが一気に、社会的関心事になるのが、二〇〇五年頃からです。火山でいえば、噴火の兆候は既にありましたが、まだ表面化していなかった噴火のエネルギーが、いよいよ火柱を上げ始めました。「一部の困ったチャン」では済まされないほど、企業や社会が持てあますような人たちが、公然と社内秩序や社会秩序を乱すようになってきたのです。こうしたうつを当時は「ディスチミア（気分変調症という意味）症候群」と呼んでいました。

この名称は徐々に社会に浸透していきます。それにつれて、もはや社内人事や労務だけの問題ではなく、精神医療の治療対象としても扱われるようになっていきます。

こうした「ディスチミア症候群」的な症状を訴える患者の存在に、早くから言及しているのが、沖縄県那覇《なは》市にある「なかまクリニック」院長の中嶋聡《なかじまさとし》氏です。

中嶋氏の著書『「心の傷」は言ったもん勝ち』（新潮新書・二〇〇八年六月）では、次のような記述が見られます。

昔からある病気であるうつ病も、最近は軽症化し、精神科外来でごくありふれた病気になっています。「逃避型抑うつ」とか「軽症うつ病」という名称も現われ、それらに含まれるような病態は、昔からあったうつ病の中核群よりむしろ多くなっている印象です。

文中には、明らかに歴史的無知が含まれています。「逃避型抑うつ」も「軽症うつ病」も、もっと前から精神医学界では取り上げられていました。それについては、第二章で解説します。

それはともかく、「精神科外来でごくありふれた病気になっています」や「昔からあったうつ病の中核群よりむしろ多くなっている印象です」といった中嶋氏の臨床経験から感じた思いは、いかに「ディスチミア症候群」的な症状が、一般化しているかを示しています。ちなみに、中嶋氏の言う「うつ病の中核群」とは、本書の従来型うつと理解していいでしょう。

中嶋氏はじわじわとその勢力を広げていった「新しいタイプ」のうつを、ヒステリーという概念で解説しています。やや長く、専門的になりますが、中嶋氏の主張を引用してみましょう。

ヒステリーとは、フロイトの説に従えば、無意識の願望が働いてその結果自分にとって都合のいいような症状が現れるという病気です。注意していただきたいのは、意識してそのような症状を演じている、というのではないことです。古典的ヒステリーにおいて足が動かないのも、目が見えないのも、あるいは記憶の一部がなくなってしまうのも、本人にとっては不本意なことなのです。だからこそ、フロイト自身が行った治療においても、フロイトの解釈を患者が受け入れるまでには、ずいぶん長い紆余曲折《うよきょくせつ》を必要としたのです。

（中略）現代に特徴的な比較的軽症の疾患の患者をみていると、「職場のストレスから逃げてしまいたい」「家で休んでいてもそこそこの収入が得られるのだから、仕事してるより楽だ」「大きな病気じゃないかと不安を訴えれば夫に構ってもらえる」といった動機、つまり疾病《しっぺい》利得が透けてみえる例が少なくありません。

この場合も、本人がその動機を自覚して、意図的にそうした症状を出しているわけでは決してありません。本人は純粋に症状に困っているのであって、だからやはり病気なのです。現代は、ヒステリーが、フロイトが当初想定した範囲を超えて大きく広がった、いわば「軽症ヒステリーの時代」といえるのではないかと思います。

文中にある「疾病利得」とは、病気なんだから、優しくされて当たり前、大事にされるのが当然、休んでも叱られないなど、病気を理由に自分にとって利益がもたらされることを示す言葉です。これは従来型うつにも多く見られます。それについては、第四章で改めて言及します。

中嶋氏はヒステリーという概念で、「新しいタイプ」のうつを解釈しようとしましたが、基本的にこれも「病気」なのだ、という点はさすがにつらさを訴える患者と毎日、接している臨床医ならではです。決して、「社会が悪い」とか「育ち方が問題だ」という外部因子に要因を求めていませんし、「病気」ではないから治療は不要、とは書いていません。

医師としてある意味、良心的な姿勢であり、またそれこそが医師のつとめでもあるから当然なのですが、やがて「新型うつ」が蔓延しはじめると、こうした「治療対象」として患者の訴えるうつ症状が、いつのまにか「社会的要因から生まれる社会病理」に転じていきます。その是非はここでは敢えて論じませんし、これから書いていく中で、様々な意見が出ると思いますので、一応、判断保留としておきましょう。

いずれにせよ、「社内うつ」の段階では、まだ火の手は上がっていませんでした（あるいは企業内では問題視されていたのかもしれませんけれど）が、それがひたひたと社会に広がり、やがて企業という枠を越えて、一般化していった様子が、臨床医の言葉だけに説得力を持っています。

少なくとも、「新型うつ」の胎動は、この頃から始まっていたのです。

他罰的な「ディスチミア症候群」

それでは、この「ディスチミア症候群」とは、従来型うつと比べて、どんな違いがあるのでしょうか。

心療内科医の海原純子《うみはらじゅんこ》氏が二〇〇八年一一月に刊行した『会社でうつ　休むと元気ハツラツな人』（文藝春秋）の帯には、大きな文字で「ディスチミア症候群」と目立つように書かれています。海原氏は同書で「ディスチミア症候群」の顕在化をはっきり認めています。

ディスチミアは、今、私たち心療内科医がもっとも注目している新しい「心の病気」の一つである。ディスチミアは、一般社会ではまだ「うつ病」と診断されているケースが多いと思われる。たしかに、症状はうつ病に似ている。しかし、うつ病とは異なるから誤解を受ける。

この段階では、まだ「うつ病」と診断されるケースが多いと、海原氏が書いているように、ディスチミア症候群は、精神科医や心療内科医といった専門家にとっては「もっとも注目している」症状だったようですが、一般的な名称としてはあまり流通しませんでした。実際、メディアも「新型うつ」に比べれば、「ディスチミア症候群」を深刻な社会現象としては、扱っていません。

それでも、「ディスチミア症候群」は、医療現場で頭の痛い症状としてとらえられていました。そこで、この本から、「ディスチミア症候群」の具体的な症状について、抜き出してみましょう。

基本的には、従来型うつと同じような症状を示します。だから「誤解」を受けるのですが、従来型うつと「ディスチミア症候群」が決定的に違う点は次のような海原氏の文章から推し量ることができます。

うつ病との一番の違いは、中高年が発症する「うつ病」の多くは、「メランコリー型」

と呼ばれ、社会からは肯定的に評価されてきた人々が、落ち込みを感じ、例外なく自分を責めてしまう＝自責の念が強いのに対して、ディスチミアは若いときから発症することが多く、自責の念はないことが多く他罰的だということだ。

つまり、自分が落ち込んでいるのは会社や家庭の環境のせいで、自分のせいではない、と考える。社会においても、うつ病の多くの患者が、肯定的に評価されてきた人物であるのに対して、ディスチミアは長く勤めたといった経験をもたない人が多い。

昔なら、修養ができていないとか、怠け者だと判断されたような若者である。現在ではそれを病気扱いすることに、不満や不審を抱く社会人も多いだろう。


第二章で、先に紹介した横浜労災病院の江花氏から取材した内容に基づき、より詳しい解説を書きますが、だいたい「ディスチミア」がどんなものか、把握してもらえたでしょうか。

一言でいえば、「不機嫌な気分が続く」のが、その特徴です。

そして、従来型うつが自責的なのに対して、他罰的（会社や家庭、友人など他者に抑うつ状態の原因を押しつける）だという点が、「ディスチミア」の「新しさ」であり、従来の精神治療では手に負えない、問題点でした。この他罰性の特徴は「新型うつ」に引き継がれていきます。

このように、「新型うつ」ほどには社会問題化しませんでしたが、確実に「ディスチミア」という形で、「新型うつ」が蔓延する土壌は作られていったのです。

「新型うつ」はうつではない、とはっきり否定する精神科医も

どうも精神科医という人たちは、明確な断定をしたがりません。なにしろ、日本に西洋医学が入ってきて、一〇〇年以上たっている現在でも、二大精神病と呼ばれる統合失調症にしろ、うつにしろ、まだはっきりとした「科学的」原因が解明なされていないからです。それは日本よりずっと昔から、精神医療が進歩して、「科学的」研究が進んでいた欧米でも事情は同じです。

だからといって、精神科医は不要かといえば、それも違います。

診察室で対座して、心がつらいと訴える患者を楽にする義務が医師にはあります。いわゆる「ヒポクラテスの誓い」と言われるものです。医師たるもの、患者の苦痛を取るのが仕事、という「ヒポクラテスの誓い」に示された精神は、どんなヤブ医師でも少しは持ってい

ることでしょう。

そこで、とりあえずの病名（例えば、抑うつ状態を訴える患者には、軽症うつや自律神経失調症など）をつけて診断を下します（ただし、これはあくまで暫定的な診断です。『誤診だらけの精神医療』［河出書房新社］や『精神科医はなぜ心を病むのか』［PHP研究所］といった、精神科医としてはかなり過激な論考を発表している西城有朋《さいきありとも》氏に、以前、取材で聞いた話ですが、「精神疾患というのは、最初の診断が絶対とは限りません。時間の経過とともに、本当の病態が姿を現わすことがしばしばあるからです。しかし、それでは治療方針がたてられないので、とりあえず病名をつけて、時間経過とともに、診断を変化させて、本当の病態が見えてきたら、本格的な治療を行なっていくのが現状です」と言っていました）。

「まあ、うつってことにしときましょう」

こんなことを言われた患者も実際にいます。「精神科の診断とはそういうものか」と、あまりに無責任な医師の言葉に半ば呆《あき》れてしまったという経験を私は聞いたことがあります。

そうした曖昧な診断に、はっきりと異議を申し立てたのが、精神科医の林公一《はやしこういち》氏です。ベストセラーにもなった『擬態うつ病』（宝島社新書・二〇〇一年）では、うつと安易に診断を下されている患者の多くが、実は「非うつ」であると力説しています。誤解を避けるために補足しておきますが、これは、いわゆるうつだと言っている人のほとんどが、さぼりたくて詐病《さびょう》（病気でもないのに、病気のフリをすること）を行なっているのだと糾弾《きゅうだん》しているのではありません。林氏が用いた「擬態《ぎたい》」という言葉は、昆虫が身の安全などのために、本来の姿とは違う色・形態を装《よそお》う様子を、うつと診断されている人たちに当てはめて用いたものです。

うつと診断されたけれど、それはその診察時に抑うつ状態を示しているだけで、精神科医が安直な診断を下してしまい、本当は躁《そう》うつ病（うつとは反対にやたらと元気がみなぎり、頭の回転も速くなるのですが、それが常軌《じょうき》を逸しているので、金銭的浪費や性的逸脱、あるいは暴力行為にまで及んでしまうことがあります。そして躁期が過ぎるとその反動で重い抑うつ状態に陥ってしまい、日常生活が送れなくなってしまうのです。それを繰り返す症状）かもしれないし、統合失調症の初期段階にすぎないかもしれない（しばしば、統合失調症の初期には抑うつ状態が強く、ベテランの精神科医でも、「誤診」することが稀《まれ》ではありません。やがて、統合失調症の本来的な病態が次第に現われ始めて、精神科医は慌てて治療法を変えるのですが、最初のボタンを掛け違えているので、患者は既に重い症状になってしまっています）、そういう「なんでもうつ」にしてしまう精神医療を批判的に「内部告発」

したのが、林氏の『擬態うつ病』です。

その林氏が、「新しいタイプ」のうつを一刀両断にクリアカットな筆致で、さらにパワーアップして書いた、『それは、「うつ病」ではありません！』（宝島社新書・二〇〇九年）があります。この本が出版された頃は、既に「新型うつ」という言葉が、メディアなどで不用意に多用されていましたが、林氏は決して、「新型うつ」などといった「病名」は文中に用いていません（精神疾患の診断基準として、現在、医療現場で使われている、アメリカ精神医学会の診断基準である「ＤＳＭ」［精神障害の診断と統計の手引き］にも、「新型うつ」などといった病名は書かれていません。精神医学の素人であるメディアの記者たちが、あまり内容も把握せずに、読者の関心を引こうとして、面白がって「新型うつ」と言っているにすぎないのです）。

会社に来るとうつになる人を最近「会社うつ病」などと呼ぶことがあるようですが、それは医学的には誤った言葉の使い方です。そういううつ病はありません。

このこだわりは、林氏の精神科医としての矜持《きょうじ》でもあるでしょうし、後に触れる香山《かやま》リカ氏のように、「新型うつ」という言葉を安易に使う同業者に対する、苦々しい思いが込められているように思います。

そして、林氏は社会が騒いでいる「新しいタイプ」のうつをはっきり否定しています。

自分はうつ病だから、自分にはこうせよ、ああせよと要求を続けるこの人は、うつ病ではありません。

実に明快です。潔《いさぎよ》い、と言ってもいいでしょう。

こうした大胆な発言を精神科医がすると、当然、患者や家族、あるいはメディアから反発をくらうのは必至です。それでも、社会の流行におもねらない、精神科医としてのプライドが感じられます。

林氏は同書で、いわゆる「新型うつ」的な人はうつではないことを様々に説明しています。それを読めば、きっと林氏の言う「うつではない」という論拠が明らかになるでしょう(引用文の中で、ケース○○と書かれているのは、同書で林氏がケーススタディを用いているからです。本書ではそこまで引用できないので、どんなケースなのかは、是非、林氏の著書を読んで確認してください。本書でも第二章で、典型的な「新型うつ」と呼ばれるタイプの人たちが、どのような行動をするかをケーススタディとして取り上げます)。

林氏は、まず「私、うつなんです」という人を「自称うつ」として切り捨てています。

うつ病は、決して自己診断はできない病気です。自覚症状と、客観的な所見の両方があって、初めて診断できる病気です。

この「私、うつなんです」と訴えてきた患者は、雑誌の特集や製薬会社が作った「うつ啓発パンフレット」を読んで、「自分はうつに違いない」と思いこんでいるだけにすぎない可能性があります(そもそもこの手のパンフレットは、まったく信用ができない、いい加減な内容のものがすべてと言っていいでしょう。こうしたパンフレットにある自己診断チェックを受けると、だいたいの日本人は、軽症から中程度のうつになってしまいます。なにしろ、「時々、死にたいと思うことがあるか」とか「気持ちがふさぎ込んで、誰とも会いたくない日がある」などといったように、あからさまに誘導尋問的な質問ばかりが並んでいます。この厳しい現実を生きている現代人で、「死んだら楽かな」と漠然ではあるが、思わない人がいるでしょうか。気持ちがふさぎ込むのは、人間の自然な感情のひとつであり、それは病気でしょうか。逆に「毎日がハッピー」という人は、躁病か、あるいは救いようのないバカでしかないと邪推《じゃすい》してしまいます。結局、うつの自己診断チェックは、「ほら、あなたもうつですよ」と脅しをかけて、抗うつ薬を飲ませたい＝買わせたい、製薬会社の営業戦略にすぎないと私は思っています）。

林氏も、この手の自己診断チェックの隅には、小さく「目安にすぎない」と書かれているのにかかわらず、そこまで読む人がいないのを嘆いています。

また、「うつなんです」と自己申告する人を、林氏は自分にとって利益があるからだと断じています。

自分がうつ病であれば、都合がいいからです。

気ままに休んでいい。そしてまわりの皆はそれを認めやさしく扱わなければいけない。そんな都合のいい話はありません。本当にうつ病だったら別ですよ。うつ病の人は、そういう対応が正しいといくらいわれても、それでは申し訳ないと自分を責めるのが常です。決して自分に都合がいいなどとは考えないものです。逆にいうと、自分はうつ病だからこれこれの対応をせよと周囲に要求する人は、それだけでうつ病らしくないといえます。

(中略)病気というよりストライキの一種ですね、これは。

(中略)「抑うつ気分」「気力の減退」など項目をチェックしていくと、あるいは合うように見えるかもしれません。でもよく見てください。多くの項目に「ほとんど一日中、ほとんど毎日」という言葉がついています。じつはこれがうつ病の診断のためにはとても重要なのです。この三十歳の男性は、仕事以外の場面ではかなり生き生きと生活しているわけですから、どう見てもこの基準にはあてはまりません。

(中略)

うつ病の人は、沈んでいます。この人のように猛々《たけだけ》しいのは、うつ病ではありません。自称うつ病にすぎません。


本書のタイトルでもある「都合のいいうつ」を林氏は、既にして問題視していました。もしかすると、自称というだけではなく、何か違う疾患を抱えているのかもしれませんが、はっきり言えることは、自分にとって「都合のいい」生活欲求のために、うつを自己申告するのは、「うつではない」ということです。

ただし、「都合のいいうつ」は、メリットばかりではありません。そのツケは自分に回ってくると林氏は苦言をはっきり書いています。

林氏は、ケーススタディとして、三二歳の独身女性を取り上げます。その女性は、うつの症状を訴え、三カ月の休職をしているOLです。会社に行くと気持ちが落ち込むので、休職になったのですが、その途端、お稽古《けいこ》事に励んだり、アイドルのコンサートに行くだけでなく、いわゆる「追っかけ」までしています。

この女性に対して、林氏は厳しい考え方で明言しているのです。

(著者補足：他の自称うつ患者に比べて)あまり周囲には迷惑をかけていないようだということです。でも、うつ病を理由に、あたかも特権階級のような生活をしている点は共通しています。うつ病という(ニセの)病名に安住しているともいえるでしょう。

その結果は、なによりも本人にとってなんの利にもならず、マイナスばかりです。ごく一時的にはいいかもしれません。特権階級の生活を享受できるかもしれません。でもそんなものが長続きするはずがありません。職場でも、家族からも、友人からも、距離をおかれ、相手にされず、ついにははじき出されることにもなりかねません。

この場合、自業自得ですから、はっきり言って他人は「知ったことではない」のですが、困ったことに、こうした人が増えることで、うつ理解や本来、治療が必要なうつ患者を治療から遠ざけてしまう弊害をはらんでいる、と林氏は続けます。

うつ病という病名に安住して、このような生活を送ることの結果として生まれるもう一つの大きな問題は、うつ病についての誤った知識の蔓延につながるということです。こういう人たちを見て、それがうつ病だと思いこんでしまった人に、うつ病へのサポートを求めてもそれは無理というものでしょう。「こんなものは仕事をサボるためにそれらしい理由をつけて怠ける甘ったれた若者を増やすだけだ」、ケース三のお父さんの言葉が思い出されます。さらには本物のうつ病の人が、自分の病名を受け入れられないという事態が、ケース九に実例として表れています。

これについては、本書の冒頭でも書いています。林氏も同じ憂慮を抱いていたのです。
林氏は「新型うつ」という言葉を用いませんが、「新型うつ」は本人にとって、最初こそ特権階級意識で生活をエンジョイできたにしろ、いつしか社会から孤立する運命が待っています。そればかりでなく、社会全体のうつ理解やサポートにも支障が出る恐れすらあるのです。

フランス革命を連想してください。特権階級の貴族が好き勝手に贅沢《ぜいたく》を続けていた結果、民衆の不満が高まり、やがて革命に至ります。自分のことだけを考えて、「都合のいいうつ」を行使している人も、最後はマリー・アントワネットのような悲劇が待っているかもしれないのです。

「新型うつ」の特徴——三つのタイプ

さて、いよいよ「新型うつ」について精神科医は、どのように考えているかを見てみましょう。次項で詳しく分析する香山リカ氏以外で、きちんとした論考を元に「新型うつ」を取り上げているのが、北海道大学大学院教授の傳田《でんだ》建三《けんぞう》氏です。今のところ、傳田氏の『若者の「うつ」』（ちくまプリマー新書・二〇〇九年）が、代表的な一冊と言えるでしょう。傳田氏は、児童青年期精神医学が専門で、『子どものうつ　心の叫び』（講談社・二〇〇四年）などの著書があり、北海道で実際に小中学生を対象として、うつ傾向の専門的調査を行ない、

「子どもにもうつの傾向が高まっている」といった発表をして、注目を集めた人物です。

そうした研究の発展型として、「新型うつ」にも関心を持つに至ったのではないでしょうか。あるいは、青年期のうつを語る時、もはや「新型うつ」を抜きにしては、若者の病理を説明できない時代的要請があったのかもしれません。

それくらい、メディアの扇情的な報道だけでなく、「心の専門家」である児童青年期精神医学の領域でも、「新型うつ」が増加して、問題視されており、治療を行なう上で緊急課題になっているという事実を表わしています。

傳田氏は、同書で「新型うつ」の特徴を次のように規定しています。

・若い人に多い
・こだわりがあり、負けず嫌いで、自己中心的に見える
・自分の好きな活動の時は元気になる
・仕事や勉学になると調子が悪くなる
・「うつ」で休むことにあまり抵抗がなく、逆に利用する傾向がある
・疲労感や不調感を訴えることが多い

・自責感に乏しく他罰的で、会社（学校）や上司・同僚（教師・友人）のせいにしがちである

・不安障害（パニック障害、社会不安障害、強迫性障害など）を合併することが多い

先に登場した「ディスチミア症候群」とかなり重なる部分がありますが、「不安障害を合併する」という指摘は、単に「不機嫌な気分が続く」という「ディスチミア症候群」には見られなかった、まさに「新しい」特徴です。

こうした特徴を踏まえて、傳田氏は同書の中で、「新型うつ」を三つのカテゴリーに分類して、さらに詳細な検討を行なっています。少し長くなりますが、重要な指摘ですので、以下引用します。

タイプ1―ディスチミア型うつ病

未熟、依存的、自己中心的な性格傾向を持ち、さほど規範的ではなく、自己自身への愛着があります。「条件さえ整えば何でもできるのに」といった過度の自負心や漠然とした万能感がうかがえることもあります。もともと仕事熱心ではなく、いつも「やる気のな

さ」を訴えることが多いのですが、趣味には独特のこだわりを持っていることが少なくありません。

「メランコリー型うつ病（著者注：本書でいうところの従来型うつ）」に見られるような自責感や悲哀感には乏しく、輪郭のはっきりしない不全感や倦怠《けんたい》感を呈します。いつも満たされず、やる気が起きず、不平・不満をしばしば口にします。相手に対しては、無遠慮で配慮に欠けた言動が見られるのに、相手からの些細《ささい》な言葉に傷つきやすく、くよくよと気にしてしまう傾向があります。嫌なことがあるとすぐに回避し、引きこもってしまうこともあります。そのようなとき、自分を責めるのではなく、他罰的でなげやりな態度が見られます。どこまでが性格や生き方で、どこからが症状経過なのかわかりにくいと言えます。衝動的に自傷をすることも稀ではありません。

タイプ2——非定型型うつ病

「非定型型うつ病」とは、・典型的なうつ病とは逆の自律神経症状である過食と過眠を主症状とし、・気分反応性が目立ち（自分に都合のよい出来事に対しては気分が良くなる）、・身体に鉛の重りをつけられたような激しい疲労感を訴え（鉛様の麻痺）、・人間関係に非常に敏感であるという特徴をもつうつ病です。

このような特徴は一見すると性格の問題であるかのような印象を与えます。診断基準の中に気分の反応性や対人関係の過敏性が含まれているからです。また、先に述べた気分変調性障害（ディスチミア型うつ病）にも似ています。

（中略）

近年では、うつ病外来患者の中で非定型型うつ病が占める割合は一六〜三八％と報告され、入院患者の中では三三％であったという報告があります。決してまれな病態ではありません。また、女性に多く（男性の二〜三倍）、平均発症年齢がメランコリー型うつ病の三二・三歳と比較して、非定型型うつ病では一六・八歳と有意に低年齢であるとの報告があります。さらに、不安障害（社会不安障害、パニック障害など）、摂食障害（おもに神経性大食症）、双極Ⅱ型障害、パーソナリティ障害と合併しやすいという報告があります。

タイプ３――発達障害型うつ病

「発達障害型うつ病」とは、アスペルガー障害などの軽度発達障害を背景にもつうつ病のことです。うつ症状を主訴に病院を受診したところ、たしかにうつ病の診断基準を満たしますが、本人の悩みや周囲が困っている問題の中心は、むしろ軽度発達障害による社会性の障害、コミュニケーションの障害、こだわりの傾向によることが多いという場合です。

アスペルガー障害は広汎性《こうはん》発達障害の一つです。広汎性発達障害とは以下の三つの症状が中心です。(1)コミュニケーションの障害：言葉の発達の遅れ(おうむ返し、助詞の誤用など)、言葉が発達しても会話が成立しない、言葉を字義通りに理解する、人の話が聞けないなど、(2)社会性の障害：友達ができない、相手の表情や身振りに鈍感、楽しみや興味を他人と分かち合えない、人と共感しない、人の心が読めない、社会常識やマナーが身につかないなど、(3)こだわり行動、想像力の乏しさ：興味が片寄っている、きわめて頑固、こだわり行動、融通《ゆうずう》が利かない、臨機応変に動けない、などの三つです。このうち、言葉の発達に大きな遅れが見られない場合をアスペルガー障害と呼びます。しかし、言葉の発達に大きな遅れがなくても、コミュニケーションには独特の障害を持ちます。

アスペルガー障害の人の訴えとしては、・友達ができない、・会話がすれ違ってかみ合わない、・人の話を理解できない、・人の心が読めない、・社会性がなく、常識がないと言われる、・変わり者と言われる、・場の雰囲気が読めない、・想像ができず、応用が利かない、・融通が利かない、・こだわりが強く、頑固だと言われる、などの悩みを持っています。

アスペルガー障害の原因はいまだに明らかではありませんが、現在のところ生まれながらの脳機能の障害のために、さまざまな能力の発達が通常に比べてかたよってしまっている状態です。ただし、記憶能力や視覚機能など、逆に非常に優れた能力を持っていることも稀ではありません。良くも悪くも脳機能のかたよりということができます。

そのために、対人関係がうまくいかなかったり、疎外感を感じたり、何をやってもうまくいかなかったり、同じ失敗を繰り返したり、叱られたり非難されてばかりで、次第に引きこもり、うつ状態に陥る人も少なくありません。若者の「うつ」の中には、このようなアスペルガー障害などの軽度の発達障害を背景にしている場合があるのです。

やはり専門家が書いた文章なので、かなり精神医学のことを知っていないと理解できない症状名などが出てきて、わからない部分もあったかもしれません。そこは、「新型うつ」が単純なうつとは違って、様々な他の要素も合併して起きている、と理解しておくくらいで十分でしょう。アスペルガー障害についても、俗な言い方をすれば「ＫＹ（空気が読めない）」

なんだととらえてください。その「ＫＹ」の度合いが強すぎて、社会生活上、困難をきたしているという意味です。

傳田氏の論考は、あくまで医学的見地にたっての分析ですから、「新型うつ」は発達障害なのか、と早計に考えるのは良くないと思います。傳田氏はあくまで、「新型うつ」の一部には発達障害がなんらかの形で関与しているのではないか、と言っているに過ぎません。それも個人差があるので、一概に「新型うつ」＝発達障害、という誤解は避けるように注意してください。

しかし、さすがに児童青年期精神医学の第一人者だけあって、その分析は緻密《ちみつ》なものがあります。メディアなどでなんとなく、「わがまま病」としか「新型うつ」を考えていなかった人も、傳田氏の論考を読めば、そんな単純なものではない、ということに気づくでしょう。その意味で、傳田氏の論考は、「新型うつ」蔓延の時代に、きちんとした医学的な解説を行なった功績として認められるはずです。

「精神科医」香山リカが「新型うつ」の認知に果たした役割

ところで、傳田氏は純粋に精神医学者として、真摯《しんし》な考え方で「新型うつ」を解明しようとしているのに対して、社会一般が信用する（と思われている）新聞などで「昨今の若者たちに見られるムード」という、およそ精神科医とは思えない、無責任な言説をばらまき、その結果、「新型うつ」という言葉を社会的に浸透させた役割を果たしたのが、マスコミ御用達精神科医である香山リカ氏です（個人的な見解ですが、「香山リカ」という名は、あくまで「精神科医なんだけど、サブカルにも詳しいよ」というスタンスで一九八〇年代から雑誌などにコラムを寄稿するために用いられた「仮面」でしかありません。余技でサブカルや社会時評をしている分には、ペンネームでも構わないでしょうが、本職の「精神科医」として精神医療について文章を書いたり、コメントするならば、「香山リカ」という「仮面」ではなく、本名で意見を言うべきではないでしょうか。その点、香山氏の医師としての倫理観に疑問を持っています）。

その香山氏が「新型うつ」についてどのように書いてきたかの軌跡を書籍の発売順に追ってみましょう。

最初に香山氏が「新型うつ」に言及しているのは、『知らずに他人を傷つける人たち』（ベスト新書・二〇〇七年）です。後にも触れますが、精神科医としてはたぐいまれな「マーケットリサーチ力」を持つ香山氏だけあって、いち早く、「新型うつ」に社会が反応していることを察知したのでしょう。いまだに精神医学界では正式な認知がなされていない「新型うつ」という「病名」を堂々と採用しています。同書はモラルハラスメントについて精神医学的に解説した本ですが、その中に「新型うつ」について解説した文章が載っているのです。

新型うつ病「三〇代うつ」

心の健康問題、つまりメンタルヘルスに関する理解は、九〇年代以降、急速に広まった。その結果、Kさんのように「ゆっくり休みなさい」と言う人も増えてきた。

しかし、最近、この「うつ病」をめぐる事情が変わってきた。Kさんの部下のように、「会社に来ると意欲や集中力が落ち、不安症状やパニック発作を起こすこともあるが、いったん仕事を離れるとふだん通りに生活できる」という部分型のうつ病、選択型のうつ病が目立って多くなってきたのだ。

あたかも「面倒くさいことをするときだけ、うつ病になる」ように見えるが、本人はいたって真剣。「仕事をしたい」という気持ちは人いちばい強いのに、いざ出社となると足がすくんで動けない。とくに月曜の朝は布団から起き上がれない、という人も多い。

これまでのうつ病とは違って、この新型うつ病の好発《こうはつ》年齢は三〇代だ。全国の企業はいま、心の病による若手社員の長期休職の問題で悲鳴をあげている。二〇〇六年の調査では、実に七割近い企業が「休職者でいちばん多いのは三〇代」と答えているのだ。その損失は全国で「年間一兆円」という試算もある。

私は、この新しいうつ病に「三〇代うつ」という名前を与え、これまでのうつ病とは分けて考えることが必要だと考えている。

精神科医が書いた文章ですから、稚拙なのはしょうがありませんが、これは果たして香山氏が実際に臨床して得た「確信」なのかどうか、はっきりしません。また、三〇代に多いとされるデータは、どういった調査機関（厚生労働省なのか、シンクタンクなのかなど）がどれくらいのレベルにある企業（上場企業か、中小企業も含まれるのかなど）、何社を対象について調べたものなのか、出典もわからなければ、データの統計的根拠を示す数値も明示されていません。

結局、香山氏は「なんとなく、新しいうつが広まってきたな」ということを言いたかっただけのように思えます。ところが社会は、「精神科医」という肩書きを盲信して、香山氏の「いい加減かもしれない」言説を、まるで「現代最新うつ事情」であるかのようにして受け取ってしまうのです。

さらに、香山氏はこうした「新型うつ」（香山氏はこの段階では「三〇代うつ」と呼んでいますが）について、補足説明と原因解明までしています。

彼らの多くは、「自分に甘く他人に厳しい人たち」である。しかも、その自覚は乏しく、自分はまわりの人に比べ、遠慮がちで気をつかうタイプなので、結果としていつも損をしている、と考えている。

〝凝り性〟の彼らは、他人とはひと味違った趣味に熱中する。私の経験した例でも、「香道」「苔の盆栽」「スカイダイビング」「トランポリン」「タイの森林保存活動」など、かなり個性的な趣味や活動に打ち込んでいる人が多かった。

こういった考え方やライフスタイルを見ても明らかなように、彼らは「自分は特別」という意識を持っている人たちなのだ。そして「会社ではその特別さに見合った扱いをしてもらっていない」という不満や挫折が、ついにはうつ症状にまで発展してしまっているのだ。そういう意味では、彼らは非常に自己愛が強く、しかもその自己愛には何らかのゆがみや異常肥大が生じている、といえる。

これは、ずいぶん、大胆に断定する人だな、という印象を受ける文章です。

第二章で、実際に「新型うつ」的な患者を治療している精神科医の一人として紹介する、沖縄協同病院（沖縄県那覇市）の蟻塚亮二《ありつかりようじ》氏は、香山氏が精神科医になった年月の倍以上の時間を費やし、精神科医として臨床の現場を経験してきました。その蟻塚氏ですら、まだ「新型うつ」については、どのように解釈したらいいのか、どこまで断定的に原因論を発表したらいいのか、逡巡《しゆんじゆん》し、日々、思考を重ねています。それなのに、香山氏はいとも簡単に「自己愛肥大」と決めつけているのです。

たしかに、「自己愛肥大」を「新型うつ」の原因とすることは、ひとつの考え方として可能です。だからといって、香山氏のように、お手軽な形で、「新型うつ」は「自己愛肥大」あるいは「自己愛異常肥大」だから生じる、とまで断じることに、何か医学的エビデンス（根拠）があるのでしょうか。「新型うつ」をどのように改善するか、社会適応性を身につけるかは、単に「自己愛肥大」をやめればいい、というものでは済みません。もっと複雑で、様々な社会要因がからんで、「新型うつ」は現象化していると考えられるからです。この点については、第三章と第五章で触れます。

多くの精神科医が、自己の感覚を大切にして、診断と治療を行なっているのは事実です。それにしても、香山氏の言説は、一般社会人のレベルから読んでも、あまりに「感覚的」過ぎるのではないでしょうか。香山氏は、「新型うつ」の人たちを「自分は特別」という考えにとらわれていると書いています。この「自分は特別」というのは、そう指摘する香山氏自身にも当てはまるように思えてなりません。

次に香山氏が「新型うつ」を取り上げたのは、二〇〇八年の『うつ病が日本を滅ぼす⁉』(創出版)です。

ここでは、一転して、「謙虚な精神科医」に香山氏は転向しようとしています。例えば、以下のような文章から、その変わり身は感じ取れます。

リストカットを繰り返し、好きだった男性を別の女性から奪って結婚した二〇代女性。「適応障害に基づくうつ病」の診断書を何通ももらい、結局はロス支社への異動辞令をもらった商社マン。ひきこもりから家庭内暴力に発展し、ワンルームマンションと月々の仕送りを両親に保証させた男子学生。診察室にいると、そういうケースにいくらでも遭遇する。

後になってみると、彼らは最初から「やりたいこと」がはっきりしており、「うつ」や「ひきこもり」を無意識に利用してそれを実現させたのだ、ということがわかる。しかし、診察のはじめに彼らに「あなたは何がしたいの？」と訊くと、判で押したように「私は何も望んでいない」「みんなに迷惑をかけたくない」といった遠慮がちな答えが返ってくる。おそらくそれは完全なウソではないのだろうが、本当の気持ちでもない。

では、なぜ彼らははっきり「私はこうしたいんです」と言わないのだろう。それは、そう宣言してしまえば、たとえば欲望した結果を勝ち取ったとしても、今度はそこに自己責任が発生するからだ。あるいは、まわりに対して感謝の気持ちも示さなければならない。それは何としても避けたい。だから、「これは自分が望んだことではなく、まわりに頼まれたからしてやったのだ」という形を取らなければならない。時間がかかったとしても、症状や病名をうまく用いながら、自分ではなくて周囲が動いたのだ、という状況になるように、まわりをコントロールするのだ。そういう意味で、彼らは優秀なプロデューサーである。

（中略）

繰り返しになるが、厄介なのは彼らの中に「自分はこんな扱いを受ける人間ではない」

「もっと大切にされて当然だ」という特権意識や権利意識が強くあることだ。「うつ病で休職している部下が複数いる」と話したある大企業の中間管理職は、彼らが休職期間やその間の手当てなどについては実によく知っていて、しばしば「休む権利がある」と口にすることを嘆いていた。そしてそのときに効力を発揮するのが、私のような精神科医の発行する診断書なのだという。「医師から勧められたから、と休職中に長期の海外旅行に行った話を聞くと、仕方ないと思う反面、割り切れないものを感じますよ」と部下の分までの仕事を引き受けているというその管理職の男性は、ため息をついていた。医師は常に患者さんの利益を考えて書類を書いたり助言をしたりするのだが、その書類や助言が欲望の実現の手立てや正当化として使われ、そのほかの人たちの不利益を招いているのだとしたら、こちらも反省しなくてはならないだろう。

（中略）

必要なのは彼らに適切な治療を施すことではなく、もしかすると「あなたはうつ病ではない」「やりたいことや不満があるなら、はっきりと言いなさい。うつ病を使ってそれを実現しようとするのはやめなさい」と誰かが引導を渡すことなのかもしれない。それをすべきなのは、誰か。多くの人は「それこそ精神科医の役割だ」と言うだろう。しかし、私をはじめとしてほとんどの精神科医は、「私たちはあくまで患者さん側に立つべきだから」とそんな役割を引き受けるのを拒むはずだ。

香山氏は、この後、『しがみつかない生き方』（幻冬舎新書・二〇〇九年）というベストセラーになった本を書いています。簡単にいえば、問題なんか先送りにして、今が良ければいいじゃん、きっと誰かが解決してくれるよ、という内容ですが、それが、日本人のニーズに合致して（特に女性からは絶大な人気だそうです）、「なあなあで生きればいいんだよ」と優しく語りかけているのが、売上げにつながったのでしょう。

そうした優れた「マーケットリサーチ力」は、先に引用した文章を書いた頃から、育まれていたようです。

過去に香山氏は先に取り上げた『知らずに他人を傷つける人たち』で、新型うつによる企業の損失は、年間一兆円にも達すると書いていますが、そのお先棒を、精神科医が担いでいる、と香山氏自身が認めているわけです。「この人はどうもうつ病ではない。でも、つらいというから、休職の診断書を書いておこう。あとは医者の知ったことではないのだから」とはっきり香山氏は開き直っています。

巧妙なのは、そうした精神科医全般に強く見られる確信犯的反社会行為を、「患者さん側に立つ」という医療の論理で粉飾している点です。これでは、精神科医など、信じられませんね（もちろん、治療が必要なければ、「あなたはうつではない」と直言する良医もいることは忘れないでください）。

あれだけ「新型うつ」の人を「自己愛異常肥大」と攻撃しておきながら、歌舞伎の早変わりみたいに、今度は「患者さんの利益のため」という医師にしか通用しない「錦《にしき》の御旗《みはた》」を振って、「新型うつ」を黙認する立場になっている点など、もはや批判する言葉が見つかりません。

ともかく、「なあなあ」で診断書を書けば、精神科医はいいんだよ。それで企業が困ろうと、日本経済が停滞しようと、患者さえ病院に来てくれれば、精神科医は儲かるのだから。企業もどうせ「なあなあ」にしか問題視しないだろうし、休職者が激増して、企業の生産性が著しく低下するほど深刻化したら、きっと「誰か」が解決してくれる。こうした「他力本願、本質逃避」思考を持っているからこそ、『しがみつかない生き方』も書けたのでしょう。

そんな香山氏も、さすがにこれ一辺倒ではまずいと感じているのか、バランスを取るかのようにして、『「私はうつ」と言いたがる人たち』（ＰＨＰ新書・二〇〇八年）で、臆面《おくめん》もなくエクスキューズをしています。

休むことをすすめる前に、「診断書があれば休める、って人事が言ってました」などと自分から言う人、「キャンプにテニスくらいなら行ってもいいですか？」と休み中の活動についてあれこれ尋ねてくる人には、精神科医はその場で安易に診断書を出してはいけないのではないだろうか。

どうも香山氏の著書を読んでいると、果たしてこの人は患者の味方なのか、それともうつになった社員を抱える企業の味方なのか、わからなくなります。

この『「私はうつ」と言いたがる人たち』では、明らかに企業サイドに立って論考を進めているのですが、同じ年に刊行された『私は若者が嫌いだ！』（ベスト新書）では、またまた患者サイドにシフトしているのです。

リストカットする若者たちが増えていることに言及した後、このように書いています。

なぜ彼らの無意識は、「リストカットをすることで人生のステージを変えてみよう」などと目論《もくろ》んでしまうのだろうか。厳しい言い方かもしれないが、そこにはやはり、「真っ当な方法ではもうむずかしそうだ」と判断する彼らの弱さ、そして「リストカットくらいで評判がガタ落ちすることはないだろう」という彼らの甘さが関係しているのではないかと思われる。弱さや甘さを抱えた若者にとっては、ある意味でリストカットは〝手軽な〟自己表現であり、積み重ねの努力なしで注目を集めることのできる最終手段なのかもしれない。

とはいえ、リストカットは自分に傷をつける行為であることは間違いないし、まれにではあるが、深く切りすぎて神経を損傷したり、時には命を落とすほどの出血につながったりすることもある。もし、本当に言いたいこと、知ってほしいこと、やりたいことなどがあるのなら、こんな手段を使わずにもっと安全で有効な方法を使ったほうがよいと思うのだが、そう言うと現代のリストカッターたちには「私の苦しみをわかっていない」と怒られてしまうだろうか。

当然、怒られるでしょう。香山氏のように、医大を出て、精神科医としても、エッセイストとしても成功している人なら、「もっと安全で有効な方法」はいくらでもあるでしょうが、それがない若者たちにとって、残された方法はリストカットしか思いつかないほど追いつめられているのですから。優しい口調で語りかけていますが、本当に悩んでいる人ほど、「この人、全然わかっていない」と幻滅させられてしまうのではないでしょうか。精神科医にしては、ずいぶん、心の機微を知らずにこれまで生きてきたのではないかと疑ってしまうくらいです。

このように香山氏は、「新型うつ」について見解をダッチロールさせながら、時に自分の利益になる方向へ、言を左右してきました。

そこへ極めつきの本が出版されます。

二〇〇九年に朝日新書から刊行された『雅子さまと「新型うつ」』です。

この中で、香山氏は「新型うつ」をうつではない、と否定しています。

「新型うつ」という名前が示すように、これは明らかな「うつ病」ではなく、「うつの症状が前面に出たうつ病とは異なる不調」と言える。

これでは、二階に昇ろうとしていたら、急にはしごを下からはずされたようなものです。

あれだけ、「新型うつ」が広まっていると喧伝していた香山氏が、ここまで変節するには、何か理由があったのでしょうか。

ともかく、香山氏は「新型うつ」はうつではない、と態度を改めました。そして、このように書くのです。

医学的にはどこに分類されるかわからないけれど、「新型うつ」と呼べる人はたしかにいる。彼らはどうして生まれ、そしてどうすれば問題を解決することができるのか。そちらのほうがずっと大切なのではないだろうか。

これは精神医学の敗北宣言でしょうか。それとも、「新型うつ」はよくわからないから、社会学者にでも任せてしまえ、という責任転嫁でしょうか。いずれにせよ、少なくとも「精神科医」香山リカ氏は、「新型うつ」について「たしかにいる」と患者の存在を認めながら、精神医学における治療方法を考える努力を放棄して、あっさりと「匙《さじ》を投げた」のは事実です。

最後に、香山氏が決定的な「職務放棄」を示す文章を紹介しましょう。

二〇〇九年にやはり朝日新書で『うつで困ったときに開く本』を書いています。その「あとがき」の一部です。

昨今のように、少しでも気持ちが停滞したり憂うつで膝を抱えたりすることが〝負け〟につながる、と忌み嫌われるようになればなるほど、それが病的な状態にまで至ったうつ病が増加しているというのは、皮肉なことだと思う。これはただの個人的な印象にすぎないが、むしろ少しくらいの落ち込みや憂うつを許容し、味わうくらいのゆとりがある社会のほうが、疾患としてのうつ病は減少するのではないだろうか。そのあたりの問題について考えていくのが、今後の私自身のテーマとなっていきそうだ。

なんだか田舎の村議会議員選挙で、昨日まで田んぼを耕していたオヤジの候補者が、意味もわからず連呼している、「何の解決にもならない」美辞麗句みたいですね。金持ち喧嘩せず、といいますが、今やメディアの寵児《ちようじ》になった香山氏は、借金苦でうつになったり、パワハラでうつになったりする人がいる現実から目を逸《そ》らして、落ち込みや憂鬱を「味わうゆとり」を説いているわけです。最終局面で何らかのうつが関与していると考えられている自殺者が年間三万人を超える記録が一二年続いても、これでは「パンがなければお菓子を食べたら」と言っているのに等しいでしょう。

まさに「なあなあ」で現実問題から逃避することに染まりきった日本人が一番、喜びそうな文章ではありませんか。

あれだけ「新型うつ」で精神科医も企業も頭を痛めている、「新型うつ」は社会問題だと新聞や雑誌で書いたり、コメントしていたのに、わずか二～三年でこの豹変ぶりは、見事としか言いようがありません。

私は本書のこの項を書くために、香山氏の著書（うつに関するものが主ですが）を読み続けてきました。その結果、抱いた感想は、「この人、結局、曖昧《あいまい》なことしか言っていない。論考に〝核〟がない」というものでした。

それも無理からぬことでしょう。なにしろ、「精神科医」香山リカ氏のキャラは、「なあなあ」で生きていけばいいのさ、なのですから。「なあなあ」で心のつらさが解決するなら、精神科医など不要です。

うつの人の見た目は、「暗いというよりボーッとした感じ」？

メディアというのは非情なものです。香山リカ氏が露出過剰だなと感じた途端、「ポスト香山リカ」が登場してきました。

心理学者で臨床心理士の植木理恵《うえきりえ》氏です。

植木氏も「新型うつ」について著作を発表しています。『ウツになりたいという病』（集英社新書・二〇一〇年）という、「うつ一〇〇万人」時代に呼応した一冊です。

ウツという言葉のインフレぶりを見ていると、やがて日本人のすべてが、

「自分はウツなんです」

と申告する日がやって来るかもしれない。そんな気がしてきます。

私が一〇年前から唱えていた、「日本はうつ社会」に入った、という主張には、誰も耳を貸してくれませんでした。それが一転して、大学院を出た美人臨床心理士という肩書きがあれば、社会も納得してくれます。美人という肩書に日本人は弱いからです。

植木氏は、そうした「うつインフレ」の予兆として、「うつになりたい病」が広まりつつ

あると、いきなりショッキングなことを同書の最初に書いています。出版界では、この最初に読者の関心を引くことを「つかみ」と言いますが、書き手としてはなかなか有望な構成力でしょう。

植木氏は、うつに対する社会的関心が高まったことで、これまで受診をためらっていた従来型うつの人が、精神科などを受診する「敷居が低くなった」として評価しています。反面、弊害もあるというのです。

それは、ウツ状態を軽く扱う風潮が生まれると、ウツ病の本当の姿が見えにくくなるということです。

たとえば、ウツといって精神科や心理カウンセラーのもとを訪れてくるかなりの割合の人々は、実際は投薬などの医学的治療が必要な「本当のウツ病」とは言えない、いわば、「ウツもどき」の症状に過ぎないのが実情です。このような現象は、ウツという言葉の軽量化に伴って出現した現象と言えるのではないでしょうか。実際、私のところに「ウツなんです」と言って相談しにくる人の約六割は「ウツ病」とはカルテに書けない「ウツもどき」なのです。

なんだか「ウツもどき」とはおでんのネタみたいですが、いろいろな表現を考えるなあ、と感心します。その「ウツもどき」には、当然、「新型うつ」も含まれます。

では、植木氏は「新型うつ」に対して、どのような考え方をしているのでしょうか。

植木氏によると、「ウツもどき」は三つの類型に分けられるそうです。

①ウツ病というラベルを貼られることを望む「ウツになりたい病」
②アイデンティティの不安定さからくるウツ病的な症状
③一〇代～三〇代の女性に急増している新型ウツ

どうして①と②の別枠として③の新型ウツを分けているのか、これまで「新型うつ」について書かれてきた精神科医たちの言説からは理解できません。①も②も、「新型うつ」そのものではないかと思うのですが、植木氏から見て、敢えて「新型うつ」を別枠にする理由があるのでしょうから、それはここでは追究しないことにします。

植木氏は「新型うつ」を若い女性、それも「いい大学を出て、いい会社に入って、あまり挫折もなく順調にやってきたような人」に多いと特徴づけています。

この新型ウツの特徴としては、このタイプの人は見るからに印象が暗いのです。たとえば、ウツ病の人は見た目の印象が暗いという強いイメージがありますが、実際は暗いと言うよりボーッとした感じを受けることが多いのです。

（中略）

ウツ病の患者は四六時中、頭に霞《かすみ》がかかったような二日酔いのような疲労感を感じているのでボーッとした状態になるのだと思いますが、新型ウツの人はある特定の条件のもとでだけウツ的な症状を表すのです。

この文章に、一二年以上、うつを実体験してきた身として、反論があります。決して従来型うつの人は、暗い表情だけで人に会うとは限りません。むしろ、他者に対して非常に気を使うので（そのために過度の神経を使い、うつになってしまうのです）、他者と接する時は無理をしても明るい表情を保とうとする「演技性」を発揮します。その反動で、一人になった時、泥沼のような疲労感に襲われるのですが、いやしくも臨床心理士がこのようなうつ患者の内面性をまったく知らないというのは、大学院を出たにしては不勉強ですし、人間洞察という点でも未熟なのではないでしょうか。それに、従来型うつだといつも「頭に霞がかかって」いるわけではありません。億劫感やイライラ感は抱いていますが、思考停滞といった「霞がかかった」ような状態になるのは、よほどうつの症状が重い人の場合です。そうした人は、申し訳ないですが、臨床心理士と話をしても意味がありません。家で寝ていたほうがマシです。

こうした「うつの基本」すら把握していない、という点において、従来型うつの誤解を拡大させる危険性は高くなります。

それはともかくとして、続きを読んでみましょう。

新型ウツの人は「私」の意識が強く、そのため周囲に責任転嫁してしまう他罰的傾向が強くなります。視野が「私」に偏《かたよ》って「公」が入ってこないのです。

その点、ウツ病の人は客観的にものごとを見られる傾向があり、「公」ということを強く意識するのです。

これも既に「新型うつ」について解説している精神科医の言説でとっくに指摘されている内容で、新味がありません。それに、従来型うつは、「公」という他者との関係性において、自己評価が著しく低下しているから、症状が悪化するのです。だから、「公」を重視してしまい、その反作用として内面では自責を強く感じて、社会に対して「申し訳ない」という悪い感情のスパイラルに落ち込むので、つらいのです。そんなことは、うつの治療においては、「基本中の基本」。これ以降、「新型うつ」についていろいろと書いていますが、どれも先達者が指摘していることの焼き直しにすぎません。もっと斬新な解釈があるのかと期待していたのですが、残念です。

おまけに、「新型うつ」の対処として、「人間的成長」を提言していますが、これも医療現場のみならず、「新型うつ」の対策を既に行なっている企業やそこでメンタルヘルスの指導をしているカウンセラーにすれば、当然のこと。そもそも「人間的成長」という表現は抽象的過ぎて、何を意味するのかわかりません。その具体例について書くことこそ、専門家が著書を世に問う意味というものではないでしょうか。

ここまで読んで、もう読むのをやめました。

肩書きは立派ですが、実践力が決定的に足りません。今、企業や社会で求められているのは、「新型うつ」をどうスムーズに社会参加させるか、というノウハウです。それについて、何ら具体案を出せていないのですから、「羊頭狗肉《ようとうくにく》」と誹《そし》られても仕方ないでしょう。それにもかかわらず、この程度の認識しか持っていない人物のコメントが、「新型うつ」の対策や従来型うつを理解させる材料になるのですから、はっきり言って、うつ理解はまだまだ進まないと暗澹《あんたん》たる危惧《きぐ》を抱きます。

以上、専門書ではなく、一般読者が読める程度の平易な、「新型うつ」にまつわる書物の内容を紹介してきました。なるほど、と納得するものもあれば、これはおかしい、と首を傾《かし》げるものもあります。

この先、「新型うつ」がどのような変容を続けるのか知りませんが、いわゆる専門家と言われる人たちの「新型うつ」にまつわる言説であっても、「玉石混淆《ぎょくせきこんこう》」だという現実がおわかりいただけたと思います。

第二章　臨床医たちは「新型うつ」の患者に どのような治療をしているか

実はちっとも「新しく」ない「新型うつ」

これまで「新型うつ」を分析・解説している精神科医・カウンセラーの言説から、はっきりわかることがあります。

それは、現在の日本（及び世界中）の精神医学界において、「新型うつ」はまだ「うつ」として確定された症状にはなっていない、という事実です。

メディア報道が先行して、「新型うつ」という言葉が過剰に流通して（牽引《けんいん》役として精神科医の香山リカ氏が大きな役割を果たしたことは既に書きました）、その後追いという形で、従来型うつとは違うタイプの抑うつ状態を訴える患者の増加に、現場の精神科医たちは苦慮しています。

この章では、「新型うつ」と思われる患者と、日々接して、患者が訴える苦痛（主に抑うつ症状ですが）をどのように緩和、改善させていくかに取り組んでいる、臨床医四名の個人的な見解を紹介していきます。医師たちが「新型うつ」についてどのような考え方をとっているかを、実際に面接取材した内容に沿って書き、「新型うつ」の具体的なケーススタディとあわせて、いかに「新型うつ」が企業や社会にとって困った症状であるかをわかりやすく説明しようと思います。

ここでケーススタディとして取り上げるエピソードは、患者個人のプライバシーに配慮して、かなり脚色したものであることをはじめにお断りしておきます。ただし、ディテールは変えていますが、「新型うつ」を行使する人々の問題点はストレートに書いていますので、「新型うつ」がいかに困った症状かは理解していただけるでしょう。

最初に話を聞いたのは、横浜労災病院（神奈川県横浜市）の心療内科部長である江花昭一《えばなしょういち》氏です。

江花氏は、真っ先に「新型うつ」というネーミングは誤解を生みやすいとし、メディアがあたかも従来型うつが時代推移とともに変容したかのような、「新しいうつが広がっている」という解釈をしていることに異議を唱え始めました。

江花氏によると、「新型うつ」の背景には、精神医学界が取り組んできた長い歴史があることを理解しなければならないと言うのです。

「いわゆる新型と言われる症状にしても、これはすでに四〇年以上前から指摘されていたことです」（江花氏）

そこで、江花氏の話に沿って、どのような変遷が精神医学界では行なわれてきたかを、概説していきましょう。

笠原・木村分類

「現在の日本で行なわれているうつ治療における基本指針のひとつに一九七五年に作られた『笠原《かさはら》・木村《きむら》分類』があります。これは簡単に言うと、うつの原因論を、内因性（特にうつを発症する大きなエピソードがないにもかかわらず、抑うつ状態に陥るもの）、外因性（身体の病気など心以外の原因があるもの）、および心因性（うつを発症するきっかけになる何らかの喪失体験があるもの）に大きく分けた時の内因性にあたる場合の分類です。

その典型とされているのは『性格反応型うつ』と呼ばれ、他者評価を内面化して、それを自分にルールとして課している人が、ある状況に反応して、うつ症状が起きるというものです」（江花氏）

少し説明を加えておきましょう。「笠原・木村分類」とは、当時、名古屋大学医学部教授であった笠原嘉《よみし》氏と名古屋市立大学医学部教授の木村敏《びん》氏によって、うつの概念を分類したものです。この笠原氏には、『軽症うつ病』（講談社現代新書）という名著があり、うつについて実にわかりやすく解説しています。私もうつになった当初の一二年少し前、この本をむさぼるように読んだ記憶があります。

あるうつ患者の集まりで、参加者の一人が、「精神科医からうつと言われてホッとした」

という発言をしましたが、私にはその心理がよくわかりました。とにかく、精神的に自分でも把握できない不調が続いていたので、もしかしたら人格が破綻してしまったのではないだろうか、このままだと狂人になって社会生活が送れなくなるのではないか、という不安でいっぱいでした。

そこで精神科を受診したところ、「あなたはうつという病気です」と精神科医に診断してもらったことにより、「病気なら治療すればいいんだ」という安心感が得られたからです(後にそれが単なる気休めの範囲でしかなく、うつの改善を望むなら医療にすべて任せるのではなく、もっと自分自身の努力が必要だと痛感するようになりましたが、その時は単純に渡された薬を飲んでストレスを溜めないように休んでいれば、じきに治ると信じていました)。

話を「笠原・木村分類」に戻します。この考え方によって、曖昧だったうつの輪郭がある程度、はっきりしてきました。ただし、この「笠原・木村分類」は、あくまでうつの分類法を明示したものにすぎず、実践的な治療法について詳しく説明してはいません。いわば、うつはなぜ起きる、という医学的な枠組みを作ったのが「笠原・木村分類」だったといえるでしょう。

七〇年代に現われ始めた「新しい」うつ

こうしたうつに関する枠組みが確立したことで、次に実践的な症状ごとの対応が始まりました。もっとも、基本的には、本書で書いている従来型うつにどう対処するか、というのが中心命題に変わりありません（なにしろ、当時のうつ患者は大多数、従来型うつだと思われていたからです）。その過程で、従来型うつの類型からはずれた症状を示すケースもあることが、臨床医たちの報告からあがりはじめ、特殊なうつ症状の概念が考察されだしたのです。

「それが一九七五年以前に臨床医の間で問題意識を持たれ始めた『葛藤《かっとう》反応型うつ』です。あくまで内因性のうつから派生したものとして、位置づけられていましたが、その人が置かれている社会的生活以外で自己実現が達成可能ならば症状は出ないのに対して、自己実現困難だと回避する気持ちが強くなり、精神的及び身体的症状を示すのが特徴です。ちなみに『笠原・木村分類』を作った笠原氏はこれを『退却』と呼んでいます」（江花氏）

一九七〇年代半ばといえば、政治の時代も終わり、経済的には右肩上がりの成長を遂げている最中であり、そんな中にあって、豊かな生活を手に入れた反面、「本当の幸せは物質の豊かさで計れるのか」「そもそも自分とは何か」という、後に女性を中心に「生き方の模索」

という形で顕在化する「自分探し」の意識が、若者を中心に広まっていた時期とも関係しているのではないでしょうか。

「自分探し」については、「新型うつ」の発症要因として、後に触れます。

「この『葛藤反応型うつ』からより独立した症状として、一九七七年に当時、帝京大学医学部助教授だった広瀬徹也《ひろせてつや》氏が提唱した『逃避型抑うつ』という考え方が、精神医学界では取り沙汰されました。この『逃避型抑うつ』の特徴は、自分にとって都合のいい保護的環境には、社会性や充足感が得られるが、社会コードで自分を抑えることに対しては拒絶反応を起こしてしまう点が挙げられます」（江花氏）

四〇年前から、既にして「葛藤反応型うつ」や「逃避型抑うつ」という形で、「新型うつ」の原型が存在していたことがわかると思います。

このような症状が現われ始めたのには、ひとつに父親不在の家庭環境変化が考えられます。当時の父親には、自営業もいましたが、中核層を占めるのはサラリーマンで、その頃のサラリーマンは海外から「エコノミック・アニマル」と揶揄《やゆ》されるほど、仕事に明け暮れていました。必然的に、朝から深夜まで働くのが当たり前であり、また、美徳でもあった時代です。その結果、父親の存在が物理的に消失した家庭では、教育や社会規範を子どもに学習させるイニシアティヴが母親に、全面委譲されました。

そして生まれた社会的現象が、「受験ママ」です。いい高校、いい大学、いい企業。そうした「子どもの将来のためを思って」という母親の親心が、公然と認められるようになってきました。その弊害は、後に子どもたちに大きな影を落とすことになるのですが、現在も「お受験」という形で、その系譜は引き継がれています。今や、いい高校どころではなく、いい幼稚園に入ることに血道をあげる母親たちが、幼い子どもたちを叱咤激励《しったげきれい》して、英会話を習わせたり（そのためにかえって日本語の表現力が低下するという指摘もあります）、夜遅くまで学習塾に通わせたりしています。それもすべて、「子どもの将来が安定するため」という大義名分がありますから、当分、この状況は変わらないでしょう。実は、この母親依存も「新型うつ」が発症する要因として考えられているのですが、それも後に触れていきます。

江花氏は、従来型うつと一九七〇年代半ばに現われ始めた「新しい」症状を、わかりやすい喩《たと》えで表現しています。

「自転車を漕《こ》いでいる人を想定すると、違いが明確化します。従来型うつは、自転車を力いっぱい漕いで、精根尽き果ててしまい、倒れ込んでしまったようなものです。それに対して、『葛藤反応型うつ』や『逃避型抑うつ』の場合は、同じ自転車を漕ぐにしても、疲れ果てる前に、自分から自転車を降りてしまうのです。その意味で、他者の評価を絶対課題として重視していた従来型うつとは異なり、自分の好きにしたらいいという『個人主義的』な色合いが強いように思えます」（江花氏）

その後は、バブル期の好景気（今となっては、日本人全体が躁状態に陥っていた異常な時代に思えますが）などがあり、経済的に安定したことで、ある程度、金を出せば自己実現ができる時代背景にありましたから、それほど「新型うつ」へと連なる問題は、表面化しませんでした。

混乱する医療現場――どこまでが、うつなのか？

ところが、呆気なくバブル景気は崩壊してしまいます。そして、一九九〇年代以降、いわゆる「ロストジェネレーション」と呼ばれる若者たちにとって「暗黒の一〇年」が続き、今もその余波は少なからず、若者たちの心を蝕《むしば》んでいます（このことについては、雨宮《あまみや》処凛《かりん》氏の『ロスジェネはこう生きてきた』［平凡社新書］などが参考になります）。

再び、若者たちの心が揺らぐ時代になってしまったのです。それは精神的な症状として、姿を現わします。

「一九九一年に『現代型うつ』の概念が提唱されました。これはバブル期にも起きていたことですが、ポストバブルの時代になって、より鮮明な形でつらさを訴える患者が受診するようになったのです。症状は先に挙げた『葛藤反応型うつ』や『逃避型抑うつ』とほぼ同じです。ただ、抑うつ感が全面に出ますが、よく診察をしていくと、その根底には『不安感』が存在していることがわかります。例えば、職場の待遇に対して、抑うつ感よりも不安感が強く、そのためパニック障害を起こすケースなどが多く見られます」（江花氏）

付け加えるなら、これまでの症状が男性患者中心だったのに対して、女性の罹患率《りかん》が高くなっているというのも「現代型うつ」の特徴でしょう。一九八六年に「男女雇用機会均等法」が施行され、女性の社会進出が進んだのも、その理由として考えられます。「働く男女を性差で差別はしない」というのが法律の骨子ですが、確かにそれまで女性の採用を制限していた企業が門戸を開いたのは事実ながら、実質は厳然として企業の男社会体質は続いています。女性がキャリアをアップさせようとしても、男性から妨害されたり、本来、仕事とは別の個人的な人生選択である、結婚を諦めないと能力を認められないなど、決して男女の仕事差別は減っていません。

その犠牲者として、多くの女性から共感を集めた象徴的な例が、東電ＯＬ事件の被害者です。彼女は、「男女雇用機会均等法」第一期生として東京電力に入社して、優秀な仕事ぶりを発揮していたのにもかかわらず、理不尽なシンクタンクへの出向など、女性であるというだけで、あからさまな「いじめ」に遭《あ》い、そのために精神的な破綻をきたしました。昼はエリート社員として働きながら、夜は渋谷の円山町《まるやまちょう》で売春婦として徘徊《はいかい》した上、何者かに殺害されてしまいます（これについては、佐野眞一《さのしんいち》氏の『東電ＯＬ殺人事件』〔新潮社・後に新潮文庫〕が読み応えのある労作です）。

江花氏は、この「現代型うつ」までは、従来型うつの亜系であると位置づけています。従来型うつの症状を基本にして、時代に即応したオプションが加わったのが、これまで書いてきた症状だと考えているからです。それだけに、従来型うつの治療に基づいて、対処していけばいいのではないか、という楽観的な意識が精神医学界にあったことは否めません。

そうした「うつの常識」を破ったのが、第一章でも取り上げた「ディスチミア症候群」です。二〇〇五年頃より、「うつの常識」が通用しない病態、つまり「ディスチミア症候群」と考えられる患者が続々と精神科医を訪れるようになりました。

「本来の従来型うつではない人が紛《まぎ》れ込んでくる率が大きくなってきました。これは果たしてうつの範疇なのか、主訴《しゅそ》（患者の訴えの中で最も中核と考えられるもの）としてはうつのようだが、それが一時的なものなのか、遷延《せんえん》（症状が長引くこと）するのか、判断ができません。ＤＳＭに照らし合わせれば、抑うつ症状があるのだから、うつの範疇としてとらえざるをえませんが、臨床の感覚から言えば、どうも従来型うつとは違和感がある。医療現場は混乱を始めました」（江花氏）

その混乱を収拾する間もなく、いよいよ「新型うつ」が増えてきます。

「これも抑うつ状態が先に出ますが、よく調べると核になっている問題点は、不安だと思います。その意味で、現代型うつ以降の混在型であり、適応障害に合併したうつともとれる。双極Ⅱ型や非定型うつも視野にいれた多極的うつの見直しが迫られます。結局、現状の診断基準では、これだ、と特定できる症状ではなく、様々な要素がごちゃまぜになっているのが厄介なところです。それだけに、単純な解釈で、新型うつは従来型うつの変容だと済ませてしまえないのが、臨床現場での実感です。メディアがそのように報じているのは、まったく表面的な解釈にすぎず、医療としては通用しません。抗うつ薬を投与したらいいのか、カウンセリングを重視したらいいのか、それとも医療圏を離れて問題解決を求めるべきか、その答えがまだ見つからない場合には、推移を見守りながら、とりあえず患者さんのつらさを取る治療を施《ほどこ》すしか手がないのです。それも診断レベルで混乱しているのですから、絶対的な治療法も確立されていないのが現状です」（江花氏）

結論として、江花氏は「新型うつ」について、時代とともに従来型うつが変容したものではない、と否定しているものの、独立した新しいタイプのうつとしてカテゴライズすべきか、それともうつとは違う疾患としてとらえるべきか、あるいは医療では手に負えない社会問題として考えるべきか、迷っているのが本音だと言います。

それでも、「新型うつ」と思われる患者は続々と病院にやってきます。診察・治療をする側の医師からすれば、はっきり言ってお手上げ状態なのが、江花氏の困惑ぶりからよくわかりました。

【新型うつのケーススタディ1】　誰も知らない

大手食品メーカーの広報室に勤務するAさん（二八歳・男性）は、現在、三カ月の休職中です。過去にも休職経験があり、今回は二回目にあたります。

休職の理由は、「うつ」。精神科医の診断書もあります。

休職前のAさんに不調が現われだしたのは、今から三年くらい前からでした。

まず、遅刻が多くなりました。欠勤もしばしばしています。

仕事中は、指示された業務に関してなら、かなり優秀な実績を示しますが、広報室という仕事柄、突然、メディアなどから厄介な取材依頼があると、途端に覇気がなくなり、おざなりな対応しかしない時もありました。そのため、取材に支障をきたし、せっかく自社のPRになる取材内容だったにもかかわらず、取材の段取りを付けられなかったことも何度かあります。

なぜ、Aさんはそのような「怠慢」とも思える仕事ぶりを示してしまうのでしょうか。広報室の直属上司である広報室長が、それとなくAさんに尋ねたところ、こんな答えが返ってきました。

「取材に応じるかどうかを判断するのは、広報の仕事だと思っています。しかし、メディアの都合に合わせて、担当部署の人間との時間のすりあわせや会議室のキープをするなど、雑事は本来、私のやりたい仕事ではありません。担当者を持ち出すまでもなく、広報室レベルで対応すれば十分じゃないですか。私はそのために、社内の動向についても熟知していますし、立派に私の判断で対応できます。それで何か不都合があるんですか?」

それにしても、メディアは担当者に話を聞きたいと言っているのだから、自社のPRになるならば、応じるべきではないだろうか、と重ねて広報室長が問いただしたところ、Aさんはため息をついて、吐き捨てました。

「そうなると、広報課員は、単なる黒子《くろこ》ですよね。黙って、担当者が言うことを聞いていて、何か不利益になるような情報を漏らさないか、見張っているだけじゃないですか。私はそんな黒子にすぎない仕事をするより、もっとやり甲斐のある仕事をしたいんです」

これには広報室長も沈黙するしかありませんでした。

やがて、Aさんの仕事能率が目立って下がってきました。頼まれたプレスリリースを期日までに作成しない。取材依頼のあったメディアと、きちんと連絡を取らない。Aさんは社内報の作成にも関わっていましたが、その原稿すら、締め切りを過ぎても提出しない。

「これは困ったことになった」

広報室長は、Aさんのサボタージュぶりに困惑してしまいました。

そんな折、珍しくにこやかな顔でAさんが、広報室長の前に現われました。そして、一通の封書を差し出し、宣言したのです。

「どうも気持ちが落ち込んでしょうがないので、うつじゃないかと精神科で診てもらったら、やっぱり中程度のうつだそうです。治療には休息が必要なので、医師から三カ月の休職が必要という診断書を書いてもらいました。確か、就業規則には、医師の診断書があれば、有給で休職できると書いてありますよね。しっかり休んで、うつを治して、復帰したらまた頑張りますので、よろしくお願いします」

精神科医の診断書がある以上、広報室長もAさんの申し出を断ることはできません。下手に拒否したら、労働組合が騒ぎ出すかもしれないと思ったからです。

結局、翌日からAさんは三カ月の休職に入りました。

そして、三カ月後、晴れ晴れとした顔でAさんは復職したのですが、それも半月たたないうちに、またAさんのサボタージュが始まりました。

「うつは治ったのではないのか？」

広報室長の当惑に、Aさんはヤレヤレといったような顔でこんなことを言います。

「うつという病気のことをご存じないんですね。うつは再発しやすいんですよ。どうも、まだ私は休息が足りなかったらしい。抗うつ薬もあまり効かないみたいです。どう考えても、これはうつの再発ですよ。明日、もう一度、精神科医のところに行って、相談してきます」

翌日、半日休暇を取って、精神科医を受診してきたAさんは、また診断書を出して、平然とした様子です。

「やっぱり再発だそうです。今度も三カ月の休職が必要と言われました。受理していただけますよね」

就業規則では、まだAさんの休職期間は残っています。広報室長も無理にAさんを働かせて、労災騒ぎにでもなったら大変と、渋々、休職を認めました。

それでも、ちゃんと休息を取っているか、家でおとなしくしているか、週に一回のペースでAさんに連絡を入れてみました。なぜか、自宅の電話はいつも留守電で、話ができるのは携帯電話に限られました。

「親戚が別荘を持っているので、そこで静かに療養しています」

Aさんはそう言うだけです。

後にその会社が契約しているカウンセラーと面談するように、人事から言われたAさんは、不本意だという表情ながら、面談に応じました。

そこで、意外な事実が明かされたのです。

カウンセラーには守秘義務があります。Aさんはしつこく、カウンセリング内容が、会社に漏れないか、確認した上で、こんな話をしました。

「家で休んでいたら、調子がよくなったので、大学時代に所属していた山岳クラブの若い連中を鍛えるために、山登りをしてリフレッシュしてたんですよ。やっぱり山はいいですね。気持ちがすっきりします。それに結構、険しい岩壁を登ったりしたので、体力もついて、なんだか自分に自信が持てました」

うつで休職しているのに、山登り、それもかなり体力を必要とするロッククライミングをしている。この事実を聞いて、カウンセラーは呆れてしまいました。

「これは典型的な新型うつだ」

しかし、守秘義務を守ることを条件に話を聞いたのですから、カウンセラーはこのことを会社に告げていません。

Aさんがいなくなった広報室では、新製品の発売開始が急に決まって、中には徹夜する人もいるくらいの忙しさです。

それなのに、Aさんの優雅な山登りについて、誰も知りません。広報室長にも情報は届いていません。

「きっとうつだから、つらいのだろう」

そんな心配をしているほどです。

誰も知らないことをいいことに、Aさんの山登りは今も続いています。

医療では限界がある

北海道旭川《あさひかわ》市にある「あおぞらクリニック」院長の菊地《きくち》一也《かずや》氏は、精神科医ではなく、内科医ですが、自ら「世界最速うつ治療家」を名乗っているほど、うつ治療では実績の持ち主です。自律神経の調整などを含む、独自の「菊地メソッド」を駆使して、日々、うつに悩む患者の治療にあたっています。著書には『大逆転のうつ病治療』（ブログハウス）、『井戸からでたカエル』（文芸社）などがあります。

その菊地氏に精神科医とは違った視点で、「新型うつ」をどのように考えるか、取材しました。

菊地氏は、「新型うつ」を考える上で次のような大前提を持っています。

「新型うつの抑うつ状態は、拒否反応にすぎない」

そして、この症状を「うつとは違う何か」ととらえています。

「新型うつ」をうつの範疇に入れたいのは、うつならば抗うつ薬を処方するのが定石ですから、抗うつ薬を飲ませたい（＝買わせたい）とする、製薬会社の思惑が精神科医に影響を与えているからではないか、となかなか手厳しい意見をはっきりと持っています。

「うつかどうかは問題ではない。下手にうつだとか違うとか、分類したがるのは、なるべくうつという症状の適応範囲を広げて、抗うつ薬の販路を広げたい製薬会社主導の考え方に精神科医が操られているだけ。同じ医師として情けない気持ちがします」(菊地氏)

さらに、「新型うつ」についても、菊地氏の見解は辛辣《しんらつ》を極めます。

「新型うつの人が、かたくなに自分はうつだと主張するのは、うつでありたい、という心理が働いているからです。従来型うつの人は、高い山があったら、その頂上にまで登らないといけないと思いこんでしまい、途中で体力・気力が尽きて、倒れてしまう。それに対して、新型うつの人は、高い山には登りたくありません。だから、その言い訳として、うつだと主張する。新型うつの人がしたいのは、高い山の頂上に達するために努力しなくてもいい、自分にとって都合が良くて、登りやすい山を選びたいということに尽きます」(菊地氏)

そんな菊地氏も、「症状があれば治療法を模索するのが本来の医療」であることは認めています。ただ、精神科医が抑うつ状態があるからと、抗うつ薬を処方するのには、批判的です。実際、菊地氏はつらさを訴える患者にも抗うつ薬は決して処方せず、自律神経の調整などで、十分、治療効果は上がると断言します。

事実、それで長年、うつの症状に苦しめられていた人が、あれよあれよという間に改善した例をいくつも経験しているのですから、よくあるインチキうつ治療とは一線を画する医学的根拠を持っているに違いありません。抗うつ薬を飲むことで、かえってうつは悪くなる、とさえ言ってはばからないくらいです。

それは、内科的な見地に立って、人間に生まれながら備わっている自然治癒力を喚起することが、全人的（ホリスティック）な医療であり、薬に頼るだけが医療ではない、という医療哲学を突き詰めて考え抜いた結果なのでしょう。

菊地氏は、「新型うつ」のような症状が生まれる背景に、資本主義の発達と、日本古来の「村社会的」人間関係が根ざしていると分析しています。

資本主義の発達とは、ドイツの経済学者であるマックス・ウェーバーが「資本主義が発達するに従って、万人が万人と戦う社会が生まれる」と言っているように、「自分以外はみんな敵」になるシビアな状況を示しています。

一方、日本社会は、「なあなあ」を基調にする心性をいまだに遵守《じゅんしゅ》しているように、二一世紀になっても「村社会」以外のなにものでもありません。コミュニティが崩壊していると懸念されていますが、企業という「村」は依然として、その「なあなあ」な感覚（これを菊地氏は「情の世界」と呼んでいます）で成り立っています。

この二つが衝突した時代だからこそ、摩擦が生まれ、軋轢《あつれき》が生じて、その結果として「新型うつ」的な症状が生まれたのではないか、というのが菊地氏の考えです。そうなると、もはや医療は対処的に一時のつらさを取るだけで、「新型うつ」を治すまでの力はないのではないか。もちろん、従来型うつの治療まで放棄するという意味ではありませんが、少なくとも医療圏では救いきれない「新型うつ」を治療するのには、限界があると菊地氏は主張しています。

その是非は敢えて問いません。

いずれにせよ、「世界最速うつ治療家」は「新型うつ」を認めないだけでなく、医学的治療も完璧には無理だと、明言しているのです。

【新型うつのケーススタディ2】 花形なんだからなんでも許される

食品メーカーの研究者として入社したB子さん(二四歳)は、入社早々、男ばかりの研究室では、「花形」的存在として、チヤホヤされてきました。実際、美人のB子さんには、他の社員も親切で、しばらくは楽しい日々が続きました。

しかし、企業は大学のサークルではありません。美人だから、女性の少ない職場だからといって、なんでも許されるはずはないのです。

ある時、B子さんは担当していた商品の安全度検査の報告書提出期限に間に合いませんでした。これは会社員としては、明らかなミスです。

そこで、上司があくまで役職上の立場から、B子さんを「軽く」叱責《しっせき》しました。

その時は、シュンとした表情で、上司の叱責に頭を下げていたB子さんですが、日が経つにつれて、問題行動が出始めました。

「○○（B子さんを叱責した上司）は無能だ。あいつのせいで、研究は遅れがちだし、適切な指導も受けていない。あんなヤツが管理職だから、うちの会社は業績が伸びない」

こうした内容の文章を、実に四万字にわたって書き連ね、社内ＬＡＮを使って、全社員にいっせいにメール送信したのです。

四万字の文章というのは、素人が簡単に書けるものではありません。これを書き上げるには、かなりの時間を要します。それをB子さんは、勤務時間中に、黙々とパソコンに向かって書き連ねていたのです。当然、本来の仕事をしている時間はありません。B子さんは仕事を放棄して、上司を中傷するメールの作成に集中して、本来の仕事が進まないのもまったく意に介さないようでした。

メールの内容に驚いたのは、中傷された上司だけではありません。人事部でも問題になり、慌てて人事課長がB子さんと面談することになりました。

他の社員に気づかれないように、目立たない応接室で人事課長はB子さんの話を聞きました。B子さんの主張はこうです。

「私は優秀な成績で入社したはずです。それは入社時の記録を見ていただければ証明できると思います。それなのに、ちょっと仕事が遅れただけで、自分は無能なくせに○○は私を叱りました。はっきり言って、心外です。私はそんな些細なことで叱られるような人材ではありません。もっと、高度な研究ができるスキルを持っています。ところが、○○が無能なせいで、私はちっともまともな仕事をさせてもらえません。これでは私のスキルは台無しです。私を責めるなら、その前に○○をクビにしてください。そのほうが、会社のためです」

人事課長は、あ然としました。確かにB子さんは優秀な成績で入社したことには違いありませんが、入社一年足らずで、高度な研究を任せるほど、天才的な才能があるともいえません。はっきり言って、B子さんの主張をまったく理解できませんでした。

とりあえず、以後は社内秩序を乱すようなメール配信はしないで欲しいことを伝え、B子さんも不承不承でしたが、二度としないと約束しました。

これで問題が解決すれば、一時の激情にすぎない、という程度で人事部も済ませようとしました。なにしろ、研究者というのは、変わり者が多いとされていますから、こういうこともあるんじゃないの、といった軽い考えで、一応の処理は済ませてしまったのです。

その考えが甘かったことはすぐに明らかになります。

せっかくの美人なのに、B子さんは終日、しかめ面をして仕事をするようになりました。それもいたってスローモーな仕事ぶりで、報告書の納期も何回となく、遅れる始末です。

さらに、困ったことにB子さんは、勤務が終わり、家に帰ってから、同期入社で比較的仲が良い女性社員の個人携帯に電話をして、職場や会社の批判を延々と話し続けました。それも深夜帯に至るまでです。最初は「疲れているんだろうな」と同情的に話を聞いていた女性社員も、いつ果てるともしれないB子さんの話にいささか辟易《へきえき》してしまいました。それにもう寝ないと明日の仕事に差し障《さわ》ります。それで、やんわりと「もう遅いから電話切るね」と言ったところ、「あなたも結局、敵だったのね。味方だと信じていたのに」と捨て台詞《ぜりふ》を残して、ようやく電話は切られました。

翌日は、別の同期入社した女性社員にB子さんは同じことをしました。そして、ほとんどの同期入社の女性社員に、電話をかけ続け、自分がいかに不当な扱いを職場で受けているかを訴え続けたのです。

たまりかねた女性社員の一人が、また人事部に相談しました。

もう一度、面接が行なわれましたが、B子さんは「会社はプライベートな時間まで行動を束縛するんですか」と逆ギレする始末です。

これには人事部の担当者も困ってしまいました。

ともかく、深夜の長電話は相手の迷惑もあるし……と言葉を濁して、B子さんを説得しようとしましたが、B子さんは納得した様子ではありませんでした。

翌日、B子さんは無断欠勤をしました。

そして、次の日に出社すると、上司に精神科医が書いた診断書を提出して、

「うつとPTSD（心的外傷後ストレス障害）の疑いがあるので、半年間、休職が必要だそうです。よろしいですね」

と、有無を言わせぬ調子で言い放つと、さっさと荷物をまとめて、退社してしまいました。

以後、B子さんは自宅で休職状態です。

人事部から、うつの改善度合いなど、様子を聞く電話をすると、最初の半月ほどは今にも死ぬような弱々しい声で、「つらくて寝込んでいます」と言っていましたが、一カ月も経つ

頃には、一転して朗らかな声に変わっていました。

人事部の担当者が、毎日、どんな生活をしているかと聞いたところ、B子さんはあっさりとこんな風に言い放つのです。

「将来は、金融のアナリストになりたいので、MBAを取るための勉強をしています。毎日、難しい英語のテキストを読みながら、アメリカの第一線で働いていたエリートビジネスマンの講義を聴いているので、大変ですよ。もし、お金儲けがしたかったら、いつでも相談に乗りますよ」

それなら復職したら、と人事の担当者は打診してみたのですが、

「半年は休めるはずでしょ。その間、何をしても私の自由じゃないですか」

と答えるだけで、ちっとも復職する意思は示しませんでした。

その報告を聞いた人事部長が、「また新型うつを採用してしまった」と肩を落としたのは言うまでもありません。

DSMを安易に使ってしまっている

神奈川県横浜市にある「のぞみクリニック」院長の川原健資《かわはらけんし》氏（著書に『アラサー世代のこ

ころの歪み』［青灯社］がありますは、従来型うつと「新型うつ」を区別することだけに注目するのは、あまり意味がないといいます。

それは、「新型うつ」にも内因性要素（従来型うつの中核）が混じっている可能性があるかもしれないと考えているためです。単純に従来型うつとは違うからと、二者択一的な判断はすべきではない、多様なファクターがあるかもしれない可能性を考慮して、診断を行なう必要性があると川原氏はとらえています。そうした指摘は、ある意味、現在、精神科で行なわれているDSMの使われ方に疑問を抱いているからです。

「現状の臨床では、DSMをきちんと把握しないで、あくまで安易に用いて症状があれば疾《しっ》患《かん》とみなす診断が常識化していますが、実はそこには落とし穴があるのです。

精神科の診察で、精神科医がまず重視するのは、患者さんが訴えるつらさです。いわば患者さんの表面的な言い方によって、診断の方向性を決めてしまっている場合が多々見られます。しかし、そのように現状で起きている症状のみで診断する方法に軸を置くと、時に本当の病態を見落とす危険性が高いのではないでしょうか。

本来、診断を行なうには、包括的な診察が必要です。それを病因論的診断と呼びますが、これを忠実に守るならば、内因性ではないか／性格／環境因／身体因など、多角的な視点での検討を行なわなければいけません。それにもかかわらず、きちんとした診察が行なわれず、DSMを安易に使っている診断が多すぎるのが、新型うつの混乱を招いているひとつの要因ではないかと思います」(川原氏)

DSMは患者が現在、つらいと感じている主訴に基づいて判断すると言われていますが、じっくりDSM(現在、用いられているのは四版改訂)を見直してみると、以下のような診断基準の原則が並んでいます。

第一軸　臨床疾患
第二軸　パーソナリティ障害(性格)
　　　　精神遅滞(知的能力)
第三軸　一般身体疾患
第四軸　心理社会的および環境要因
第五軸　機能の全体的評定(社会適応度)

これらを「多軸診断」といいます。ところが、多くの精神科医が、「第一軸のみで診断を下している場合が多い」と川原氏は憂慮しているのです。そのため、「新型うつ」についても、診断や治療法の確立が十分に行なわれていないのが現状だといえるでしょう。

「第一軸だけを用いて、患者さんをうつと診断することで、患者さんはそれを免罪符にしてしまう傾向があります。他方、社会的な誤解を招く危険性も高くなるのです」(川原氏)

患者がうつの診断を免罪符にする最たるものが「新型うつ」ですが、従来型うつについても、同じように免罪符として、「疾病利得」にしてしまっている例がいくつもあります。その点については、第四章で触れます。

確かに、「多軸診断」をきちんと行なえば、ある程度は「新型うつ」にも歯止めがかかるでしょう。しかし、どこまで精神科医がこの「多軸診断」を行なっているか、その上で「あなたはうつではない」、あるいは「違う疾患が考えられる」とはっきり言える精神科医がどれだけいるというのでしょうか。正直なところ、これだけ「新型うつ」の診断書が大安売りのように精神科医からばらまかれ、香山リカ氏が書いていたように、「直言する精神科医はいない」といった状況の中では、川原氏のような、真摯な態度で診断に臨む精神科医の絶対数そのものが少ないのではないかという疑念は拭《ぬぐ》いきれません。

結局、「新型うつ」のいたずらな増加を食い止める力は、精神医療にはないのではないか、というほうが現実的ではないでしょうか。

川原氏も不本意でしょうが、このように認めています。

「病態としては、新型うつは時代の変化に伴う、うつの変容ととらえることもできるかもしれません。しかし、それは決して従来型うつが新型うつに変容した、という意味ではない。いずれにせよ、新型うつについては、まだまだ精神医療では解決できない面が多すぎます。もし、新型うつに対処していくならば、精神医療だけでなく、社会病理として考えていく必要があるかもしれません」（川原氏）

そのためには、どうして「新型うつ」が生まれたのか、といった社会背景を考えることも求められるでしょう。それについては、後に触れます。

【新型うつのケーススタディ3】　俺は東大卒なんだ！

中堅ＩＴ企業でＳＥをやっているＣさん（三二歳・男性）は、いつも不満顔でパソコンに向かっていました。仕事は比較的、そつなくこなすのですが、それほど突出して優秀というわけでもありません。他のＳＥと同じくらいの能力しかないというのが、偽らざる上司の評価です。

ＩＴ企業という業種上、同僚同士の付き合いはどうしても希薄なのですが、その中でもＣさんは、飲み会の誘いにも応じず、残業もほとんどせず、休みの日は何をしているのかと、昼休みに同僚が尋ねたところ、

「インターネットでブログを更新している」

とぶっきらぼうに答えるだけでした。そのブログを見せてくれと同僚が頼んでも、決してブログのアドレスやどんなブログを書いているかなど、教えてくれません。

そうした協調性がないためか、社内でも友人と呼べる人はほとんどおらず、職場でも雑談の輪に入ることなく、ひたすらパソコンに不機嫌な顔で向かっている日々が続くばかりです。

ある日、そのＣさんが所属している課に一人だけ配属されていた事務が風邪《かぜ》で休んでしまい、そのため、上司である課長は、緊急に必要な書類のコピーをＣさんに頼みました。難しい仕事ではありません。プレゼン用の資料を四〇部ずつ、コピーして薄い冊子にホチキス留めするだけにすぎない簡単な作業です。

この指示を受けた時、Ｃさんはあからさまに「ムッ」とした表情を浮かべたものの、原本を受け取ると、課内に設置してあるコピー機に向かっていきました。ＳＥをやっているＣさ

んにとっては、朝飯前の仕事に違いありません。ところが、いつまでたってもコピーを仕上げて冊子にしたものは、課長に届けられないのです。

かれこれ、二時間はたったでしょうか。

しびれを切らした課長が、コピー機の前で、腕組みをして、険しい表情を浮かべているCさんの様子を見に行きました。そして、驚いたのです。

コピー機の周辺には、ミスコピーの山ができていました。用紙のサイズが違ったり、印刷濃度がバラバラだったり、まともなコピーはまったくありません。

「おいおい、コピーくらい、小学生でもできるだろう」

課長は、叱るというより、呆れて軽口のようにCさんに笑いかけました。

その途端、Cさんの怒りは爆発したのです。

「俺は東大卒なんだ！　本当はSEなんてバカでもできる仕事はしたくないといつも思っていた。俺のような東大卒は、経営戦略の仕事こそ、やるべき仕事なんだ！」

Cさんの勢いに、思わず課長は後ずさりしてしまいました。

その企業では、東大卒は確かに珍しく、ほとんどが私大の理系卒や中には専門学校卒もいます。ただ、東大卒だからといって、経営戦略を任せられるほどの評価をCさんは受けていませんでした。むしろ同僚からは、「あれで東大卒だってんだから、単なる受験バカだな」と陰口をたたかれていたくらいです。

Cさんはじっと課長をにらみつけていたと思ったら、さっさとコピー機から離れて、帰り支度を始め、まだ就業時間中でしたが、足早に帰ってしまいました。

それから二日間、Cさんは欠勤しました。それも課長にメールで連絡してくるという非常識ぶりです。

そして三日目の午後、人事部宛に精神科クリニックの封筒が届きました。

「Cさんは抑うつ状態が悪化しているので、三カ月の休職を要する」

精神科医の事務的な文章に、人事担当者は目を疑いました。早速、Cさんと連絡を取ろうとしたのですが、自宅の電話も携帯もつながりません。仕方なく、メールでどのような事情なのか、問い合わせをしたところ、その翌日になってCさんから返信がありました。

「仕事のストレスに耐えきれず、精神科を受診したら、うつと診断され、休職を勧められました。よって、社内規定により、私は三カ月、休職します」

一方的な通告でした。人事では、直接会って話し合おうと、やはりメールで打診したのですが、Cさんからの返信はいたって素っ気なく、

「医師の診断書があるから十分でしょう。それにうつでつらい身なのに、無理して出社しろと言うのですか。もし、それで病状が悪化して、寝たきりになったらどう責任をとってくれるのです。いざとなったら、労災で訴えますよ」

と、まるで脅し文句のような言葉が書かれているだけです。

結局、なし崩しの形で、Ｃさんの休職を認めざるを得ませんでした。

それから一月ほどして、同じ課で働いていた同僚が、パソコンの部品を買おうと、秋葉原《あきはばら》の電気街を歩いていた時のことです。すると、手に大きな紙袋を提げたＣさんとすれ違いました。紙袋の大きさからして、どうやらパソコンの周辺機器を買ったようです。

同僚は声をかけようとしましたが、足早に去っていくＣさんの目には同僚の姿など入らなかったのでしょう。Ｃさんは秋葉原の人波に消えていきました。

Ｃさんがどのような生活をしているのか、まるでわかりません。ただ、さすがにＩＴ企業です。Ｃさんのブログをたまたま同僚が発見しました。そこには、具体的な会社名こそ明かしていませんでしたが、かなりの長文で、会社の経営批判や上司の悪口、同僚の誹謗中傷《ひぼうちゅうしょう》などが、書かれていました。もっとも、それがＣさん自身によるものだと確認することはできません。わずかにＣさんであるような痕跡といえば、プロフィール欄に、しっかりと「東大卒」と書かれていることです。
Cさんにとって、東大卒という学歴が唯一の拠り所であり、それを評価しない会社や上司は、東大も出てないくせに、と侮蔑の対象でしかないのでしょう。

スペクトラム診断という考え方

「新型うつはうつではない」

これが一年前に取材した際、沖縄協同病院（沖縄県那覇市）の精神科医、蟻塚亮二《ありつかりようじ》氏の見解でした。

ところが、それから多くの若い患者との臨床を続けていく中で、蟻塚氏の中に迷いが生じてきたようです。

「目の前で患者が苦しんでいる。詳しく話を聞くと、どうも従来型うつではなく、いわゆる新型うつと呼ばれるものらしい。それでも、精神科医は患者の苦しみを取らなければならない。新型うつだから、治療は必要ない、と切り捨てることはできません。一年前に新型うつはうつではない、と考えていたのは、どうやら間違いだったと認めなければならないでしょう」（蟻塚氏）

精神科医が一度、定義した解釈を否定して、謙虚に見直しをする姿勢は、なかなか肝が据《す》わった人でないとできないことです。そうした蟻塚氏は精神科医としても、人間としても、誠実な人だと言えるでしょう。

蟻塚氏はこの一年、呻吟《しんぎん》しながら「うつとは何か」という古来二〇〇〇年以上、続いている問いに挑んできました。そして、その答えはまだ見つかっていません。その過程で、「新型うつ」に対する見解にも新しい解釈を下したのかもしれません。

それは、「新型うつ」を単純に固定した症状とはとらえない、という考え方です。

「新型うつに限らず、うつ全般に言えることですが、例えば従来型うつといっても、それは固定した症状ではなく、他の疾患とも何かしらの形で重なり合い、成立した症状ではないかと思います。要するに、様々なうつにまつわる症状があり、原因があり、それらが複雑に重なり合って、個々の患者ごとにうつを形成しているのではないか、と考えました。そうした考え方は、最新の精神医学界でも話題になっており、『スペクトラム診断』と呼ばれて、それが将来のうつ治療を進歩させるきっかけになるか、論議が続けられています」（蟻塚氏）

スペクトラムとは、「虹」のことですが、そこから派生して「変動する領域」という意味で使われています。これまで、従来型うつの定義はこれこれ、非定型型うつはこれこれなどというように、症状ごとに特徴が固定されていた傾向があります。その枠を超えて、様々な症状が交差しながら、発現しているのではないか、という新しいうつの認識が始まっている、というのが最新の精神医学界で取り沙汰されている内容です。うつをひとつの概念に押し込むのではなく、複合型としてうつ治療に臨んだほうが、より治療効果が上がるのではないか、という期待がこめられています。

ただし、それを見極めるのは、非常に困難です。前出の川原氏が懸念《けねん》していたように、DSMを安直に利用して、病名診断として使っている現状を改める必要が出てくるからです。現在のうつ治療は、これまでの方法論が通用しなくなってきているほど、複雑化しているという状況もあって、(あるいは、もともと複雑だったものを単純化していたにすぎないという反省もあって)精神医学界に危機意識を持たせているのでしょう。従来、うつ治療の基本とされていた、「抗うつ薬と休息」という二大原則が揺らいでいることも関係していると思われます。製薬会社の説明では、抗うつ薬を飲んでいれば、一年程度で治るはずのうつが、三~五年と遷延化して治療が長引いている患者の激増に、精神医学界もスタンスを変えざるを得ない状況にあるということもできるでしょう。

その上、「新型うつ」という、これまでのカテゴリーでは収まらない症状が社会的に蔓延してきたことで、うつ診断の根本的な見直しが求められているのです。

アルコール依存症と「新型うつ」

もっとも、そうした精神医学の流れとは別に、臨床の現場では、今、苦しんでいる患者に対処しなければならない、緊急性があります。ＳＳＲＩなどの抗うつ薬も「新型うつ」には効かないと言われていましたが、なかには従来型うつとの交差した症状なのか、効果を示す患者もいると蟻塚氏は言います。

「がんにしろ、遺伝子レベルで発症のメカニズムが研究されていますが、その結果が出るのは何年先になるか、わからない。未知数の可能性にとらわれてばかりいるのではなく、医療現場で求められていることは、目の前で苦しむ人をどう救うか、ということに尽きます。うつにしろ、それが新型うつだろうが、従来型うつだろうが、はたまた様々な要因の複合型であろうが、まず医学的輪郭、症状の特徴を明確化して、苦痛を取り除く治療法をはっきりさせることに、医療現場は全力を注がなければなりません。

その先、新型うつの人が、疾病利得を不当に行使して、職場の不満が高まるといった問題は、医療が考える問題ではなく、社会学者に任せなければいけない。下手に精神科医が、新型うつの社会的影響に、生半可な言及をすると、かつてのアルコール依存症と同じ、偏見を生む判断材料を社会に与えてしまう危険性が高いからです。

医療圏でできることはとことんやる。その代わり、医療圏では解決できない、畑違いの問題には首を突っこまない、見識が大切です」（蟻塚氏）

ここで蟻塚氏が比較の対象として述べているアルコール依存症についても、かつては「個人の責任」「自制心の欠如」といった言説によって、適切な医療的処置が施されなかった歴史があります。医療者がすべきことは、どうしてアルコールを飲み続けるのか、という精神的なメカニズム解明であり、その原因を突き止めることによって、依存性を断ち切る薬なり、治療的生活を行なうモチベーションを高めることが大切でした。

今、社会問題化している「新型うつ」にしろ、投薬が効果を示すのか、またはカウンセリングによって、心理的な分析を行ない、生活習慣や物の考え方を修正する方向で考えたほうがいいのか、という議論が様々な角度から行なわれています。いずれにせよ、「あなたは新型うつだから、うつではない」と突き放して何もしないのではいけない、と蟻塚氏は増加傾向の著しい「新型うつ」の患者に接する医療者としての心構えを説いています。

そのような考え方に基づいて、「新型うつ」の患者と接している蟻塚氏は、患者が海外旅行に行きたいと言い出したら、十分に検討した上で、許可することもあるそうです。

「休職されて仕事量が増えた職場の人にしてみれば、許し難いことかもしれませんが、その患者が自己決定権を持ちたがらない、という傾向を持っているならば、敢えて海外旅行に行っても構わないと思います。海外旅行に行けば、嫌でも自分で決定権を持たないと、食事もできなければ、トイレに行くことすらままならない場合が多い。こうして、自己決定権から逃げていた人に、自己決定させる訓練になるなら、海外旅行を勧める場合もあります」（蟻塚氏）

なんとも大胆な発想ですが、後に書くように、個々の「新型うつ」になる要因が明確化したならば、それに対して、ある種のショック療法を施すことも、治療の一環になるのかもしれません。

残念ながら、蟻塚氏も「新型うつ」の治療法を確立しているとは言い難い状況です。今は、ともかく走りながら考える、といった意識の中で苦闘しているのでしょう。その結果、何らかの打開策が見つかることを期待します。それはまた、二〇〇〇年来の「うつとは何か」に答えるひとつの要素かもしれません。

【新型うつのケーススタディ4】　押しつけられた「危険な情事」

ある地方都市のデパートで美容部員をしているD美さん（二一歳）に、その地区の営業担当課長であるEさん（四三歳・男性）はほとほと困り抜いています。

D美さんは美容部員だけあって、目鼻立ちがはっきりとした美人です。接客トークも巧みで、売上げ成績はその店舗ではトップをずっと維持するほど優秀な人材と社内でも評判でした。

そうした業績が認められて、最初は契約社員としての雇用でしたが、昨年からは正社員になることができました。

ただ、その美容メーカーの昇進規定で、いくら成績が良くても、販売員を三年以上経験しないと、店長には格上げできないことになっていたのです。

それがどうもD美さんには、不満でならなかったのでしょう。

売上げのチェックで、Eさんが店に訪れる度に、

「いつ店長にしてくれるんですか？」

と、媚《こ》びとも脅しともつかない、不可解な笑顔で、何度もEさんに詰め寄ってきます。

Eさんとしては、心情的に店長にしてあげたいものの、昇進規定がある以上、個人的な裁

量でD美さんを店長にすることはできません。

「もう少し、頑張ってくれたら、必ず店長に推薦するから」

そんな風に、説得というか、誤魔化すしか方法はありません。

それがますますD美さんには、「Eさんが意地悪している」と思えたらしいのです。

何度か、店長昇格の希望をEさんに迫り、Eさんが社内の昇進規定だから、経験を積めばきっとなれると確約することが繰り返されたある日、突然、Eさんが勤務している日中に、Eさんの自宅にD美さんから電話がかかるようになりました。

応対に出たのは、Eさんの奥さんです。

最初は、儀礼的な「いつもお世話になっています」といった他愛もない会話だけでしたが、そのうち、こんなことを言い出したのです。

「Eさんはとても素敵な男性で、私、そういう頼りがいのある男性が好きなんです」

奥さんにしてみれば、何を言っているのか、わからない内容でした。

しかし、D美さんの電話は次第に回数を増すようになり、ついには毎日、定期便のようにかかってくるようになりました。

話の内容も、次第にエスカレートしていきます。

「今日、Eさんから、うなじがセクシーだねって言われちゃいました。うふふ。Eさん、もしかしたら私に気があるのかしら」

「奥さんはご存じないかもしれないですけど、この前、店の女の子たちとEさんで飲み会をしたんです。Eさんたら、ずっと私の横に座り続けて……そっと手を握ってくるなんて、ずいぶん大胆なんですね」

「携帯にEさんからメールがくると、気持ちがキュンとなってしまいます。私、Eさんに恋しているのかもしれない。Eさんのメールも、私のことをもっと知りたいって、まんざらでもないんですよ」

ここまで不倫の兆候を示されたら、奥さんとしても黙ってはいられません。帰宅したEさんを厳しく問い詰めました。

Eさんにしてみれば、青天の霹靂《へきれき》です。そもそもD美さんとの付き合いは、ビジネス上でしかありません。個人的にも正直、Eさんが好む女性のタイプは、D美さんのような派手な顔立ちより、日本的なおとなしい女性です。不倫などもまったく考えたことすらありません。

Eさんは懸命に弁解しました。最初は疑惑でいっぱいだった奥さんも、Eさんの誠意を尽くした説明に、一応、納得したようです。

それからも、D美さんから毎日、電話がかかってきましたが、奥さんは敢えて電話に出ないことにしました。

電話が通じなくなった一週間後の日曜日。自宅でくつろいでいたEさんをなんと勤務でデパートにいるはずのD美さんが、訪ねてきたのです。

「会いたくて、ズル休みしちゃいました」

私服のD美さんは、身体のラインがくっきりわかるような、セクシーないでたちです。さすがにEさんも慌てました。自宅には、奥さんもいます。思わず、声が荒立ってしまいました。

「君、いくら色仕掛けでアピールしても、規則だから、すぐには店長になれないんだよ」

すると、D美さんはまるで般若《はんにゃ》のような顔つきになって、Eさんに食ってかかりました。

「Eさんは私の将来を邪魔している。私が店長になれば、もっと売上げは伸びるはずです。それを認めないのは、会社のためにもならないんじゃないですか？」

もうEさんには、何も答える言葉が見つかりませんでした。とにかく、今日は帰ってくれと、半ば懇願して、D美さんは帰っていきました。その夜は、奥さんからまた、不倫を疑われて、責められ続け、ほとんど寝られない状態でした。

その後、一週間は何事も起きずに過ぎました。D美さんも、自宅に押しかけたことなど、忘れたかのように、Eさんと笑顔で接しています。逆にEさんはD美さんが恐ろしくなって、売上げ確認で、D美さんのいる店舗に行く足がとても重く感じられました。

局面が展開したのは、その後です。

D美さんが出勤してこなくなりました。数日後、今度は地区の本部長からEさんは呼び出しを受け、D美さんがEさんとの不倫で精神的にダメージを受けたので、精神科を受診したら、うつと診断されたこと。精神科医から一カ月の休職を勧められて、それを認めたことを知らされました。

Eさんは、本部長に不倫の事実はないと、まさに必死で抗弁しました。社内規則では、美容部員との恋愛、特に不倫は解雇条件のひとつになっていたからです。

汗だくになって、無実を主張するEさんに、本部長は納得していない様子でしたが、ともかくその場はなんとか切り抜けました。

しかし、修羅場はそれで終わりではなかったのです。

D美さんが休み始めて、半月が経った日の夜、Eさんの携帯にD美さんから悲痛な声で電話がありました。

「あなたには裏切られた。もう私は死にます。今、手首を切ったところです」

そういうと、D美さんは一方的に電話を切ってしまいました。

そんな電話を受けて、落ち着いていられるわけはありません。Eさんは急いで、D美さんの住むマンションに駆けつけました。

エレベーターに乗るのももどかしく、五階にあるD美さんの部屋まで、階段を駆け上りました。フラフラになりながらも、D美さんの部屋までたどり着き、チャイムを鳴らすと、意外にもすぐにD美さん本人が、ジャージ姿ですっぴんという、今までEさんが見たことのないラフな姿でドアを開けてくれました。

「大丈夫ですか？」

うわずった声でEさんが尋ねると、D美さんはうすら笑いを浮かべて、黙っています。手首を見ると、まるでアリバイのように、バンドエイドが一枚、貼られているだけです。

「どうして、こんなことしたんですか？」

不安とやり場のない怒りを押し殺しながら、Eさんが問いただすと、D美さんはにっこりと微笑んで、

「店長にしてくれなかったら、またやりますからね。私が死んだら、Eさんのせいだって遺書に書いておきます」

と言って、ドアを閉めてしまいました。

Eさんは一気に脱力して、廊下に座り込んでしまったくらいです。

もうすぐ、D美さんの休職期間が終わります。その日がくるのが恐ろしくて、Eさんは仕事どころではありません。

「新型うつ」を作る二つのバックボーン

虫歯ができて痛いとします。歯医者にいくと、「ちゃんと歯を磨かないからですよ」と注意されますが、痛みを取るには歯をガリガリと削るしか方法はありません。せめて、今度からまめに歯を磨こうと思うくらいです。

このように、原因がわかっていても、症状が出ている場合は、もう手遅れ、という場合はしばしばあります。

「新型うつ」にも同じことが言えます。

いくら「新型うつ」にどうしてなるかを論じても、若者に「新型うつ」が増えている現実を変えることはできません。

ただ、ここまで読んできて、どうして現代に「新型うつ」が蔓延しているのだろう、と疑問に思う人も少なくないでしょう。

漠然と「時代のせいだ」とか「若者の気質が変わったから」などと解説している精神科医もいますが、もう少し、突っこんで考えてみたいと思います。

これまで見た精神科医などの知見や、第五章で紹介する社会学者、労務コンサルタントなどの意見を総合してまとめてみると、大雑把ですが、「新型うつ」発症には、三つの要素があるようです。

1. 自己愛肥大
2. アイデンティティの喪失
3. いい子至情主義（母子密着）

1. の「自己愛肥大」は、あの香山リカ氏も唱えていました、一番わかりやすい「新型うつ」の理由づけです。人は誰しも自己愛を持っています。それがあるから、自己肯定感が生まれ、様々なモチベーションが高まるのです。

ところが、あまりに自己愛が強すぎると、それは自己中心的な考え方へとらわれてしまう要因にもなります。

「新型うつ」を発症する世代である二〇代から三〇代というのは、この自己愛を過剰に育む環境下で育てられました。テレビアニメの「サザエさん」を見ていると、よくカツオが波平お父さんから「馬鹿も一ん！」と叱られていますね。原作を描いた長谷川町子《はせがわまちこ》が生きた昭和の戦後から高度経済成長期過ぎまでは、このように家庭内で叱られることが、当たり前でした。

それが、バブル期前後あたりから、総じて家庭内での子どもの地位が向上していきます。ひとつに少子化の兆候が現われ始め、一人っ子というケースが珍しくなくなりました。育児書などでも、「なるべく叱らず、子どものこころを大切に尊重しましょう」といったアドバイスが頻出します。すると、親にとってかけがえのない存在であり、ある意味、ペット的な愛玩性を満足させる「道具」である子どもを叱ることは、子どもを傷つけて、非行や親に対して従順ではなくなる危険性が高いと考えてしまいがちです。

その結果、子どもが悪いことをしても、たいていは優しく注意するくらいで、厳しく叱る

祥伝社
〒101-8701 東京都千代田区神田神保町3-6-5
TEL 03-3265-2081 FAX 03-3265-9786 http://www.shodensha.co.jp/
表示価格は 9/2 現在の税込価格です。

ことはタブー視されてきます。電車の中で他の乗客に迷惑なほど、はしゃいで騒ぎまくり、車内を走り回ったりする子どもがいます。それを誰か、他者（だいたいが、私のような中年男性に多いですが）が、「静かにしろ！」と叱っても、保護者として一緒にいる親たちは、「ホラホラ、怖いおじさんが怒っているよ」と言う程度で、子どもの非社会性をたしなめようとはしません。そんなことをしたら、子どもが「傷つく」かもしれないと考えてしまうから、できないのです。

こうしているうちに、家庭内で子どもは「王様」になっていきます。自己愛は、自然と全能感へと結びつき、際限なく肥大していくことでしょう。もちろん、子どもが全能感を持っていることは、発達心理学の見地から見ても、当たり前のことです。それが次第に社会的な関係性で、「なんでも許されるわけではないんだ」とバランスの取れた自己愛の持ち方へと学習されていくのですが、最大の庇護者《ひご》である親が、その学習機会を奪い、いつまでも全能感を肯定してしまうと、自己愛と社会性のバランスが崩れ、自己愛のほうに大きく重心が傾き、自己愛肥大の土壌が形成されてしまいます。

教育の問題も大きく関与していると思われます。その象徴が、小・中学における「ゆとり教育」です。これは一九八〇年代から始まったとされますが、本格的に「ゆとり」が重視され、小・中学で「週休二日」が実施されたり、教育内容がいきなり薄っぺらになるなど、「自分らしく生きましょう」という、本来的に教育の責務でもあるはずの「自己形成の獲得」を「子どもたち自身で考えましょう」と打ち出した（これは子どもに規範を示さず、子ども自身で自己形成の責任を持てという、教育者によるネグレクトのようにも思えますが）のは、一九九〇年代から始まったとする教育学者もいます。

この「ゆとり教育」は、それ以前の「詰め込み教育」の反省から生まれたものでした。私のような四〇代が小・中学時代を送った時代は、まさに「詰め込み教育」の真っただ中で、子どもの目から見ても理不尽と思えるほど校則が厳しく、とにかくブロイラーに餌を無理矢理食べさせるように、勉強を強いられました。それをなんとかこなしてきた子どもは、「受験勝者」として、善し悪しは別にして、社会に適応していきます。反面、ドロップアウトしてしまう子どもも多く、これが、現代の「格差社会」的価値観、つまり「勝ち組」「負け組」といった人間の尊厳を金銭の多寡《たか》や肩書き、女性の場合は結婚したかしないか（酒井順子《さかいじゅんこ》氏の『負け犬の遠吠え』〔講談社・後に講談社文庫〕が一大センセーションを起こしましたね）という、人間の尊厳とはおよそ関係がない皮相《ひそう》な価値観で、簡単に「区別」（差別と呼んでも差し支えないと思います）してしまう風潮を生んだとも言えるのではないでしょうか。

一方、「ゆとり教育」で育った子どもたちは、他者との関係性を結び、その中で自己愛だけを主張して、摩擦《まさつ》を引き起こしたのでは通用しない、という「社会性」を獲得する学校で、「みんな一緒で仲良く」を教員から奨励され、自己愛を極力、「傷つけない」ような環境に置かれてしまいました。その弊害が「いじめ」という形で社会問題化します。これも大きなテーマですが、本書の主旨とは違うので割愛します。

結果的に、「ゆとり教育」は学力の低下、子どもたちの秩序軽視（学級崩壊などは、その典型例です）をもたらし、現場の教員からも反省が高まり（というより、一番、抗議したのは、学力低下でいい学校に受からなくなったことに不満感を募《つの》らせた親たちかもしれませんが）、二〇〇八年には大転換して「脱ゆとり教育」へと変貌していきます。しかし、時は既に遅しで、この「ゆとり教育」時代に育てられた二〇代、三〇代に、自己愛肥大の肯定感は深く根付いてしまい、それが「新型うつ」患者の中核層となっていくのです。

家庭でも、学校でも自己愛を「傷つけない」ことに親も教員も全精力を注いできたのですから、若者たちがいつまでも幼児のような全能感を持ち、自己中心的になるのは必然以外のなにものでもありません。かくして「新型うつ」を発症する温床である自己愛の肥大が、子どもの意思ではなく、親や学校（つまり、国の教育政策）から「子どものため」という大義名分のもとに強要される形で育まれたと解釈するのが、妥当だと思います。

「自分探し」をした「つもり」

次に、2．の「アイデンティティの喪失」に移りましょう。

最近、二〇歳前後の大学生たちと話す機会があったのですが、彼らはこんなことを言っていました。

「自由っていうのは、なんだかとても困っちゃうんですよね。なんでも自由にしていい。その代わり、大人はルールを示してくれないから、何か問題が起きたら責任は自分で取れ、と言われても、どうしたらいいのかわからない。何が良くて、何が悪いのか、判断に迷ってしまうんですよ」

アイデンティティとは、もともと、自分で作り上げるものだと思いますが、そのためには、いい意味でも悪い意味でも、アイデンティティをデザインする「大人の見本」が必要です。

その大人たちに、若者たちを育てる精神的、経済的余裕がなくなり、自分のことで頭がいっぱいになっていますから、見本を示すなんて知ったことか、という論理に走ってしまいました。そんなことは、自分で考えろ、というわけです。

困った若者たちは、試行錯誤しながら生きていくしかなくなります。そのひとつの現象が、「自分探し」です。「自分探し」がアイデンティティを自主獲得するために、若者にとっては大事な命題になっていますが、この「自分探し」は今に始まったことではありません。一九六〇年代以降から、既にして「自分探し」をする若者はいました。それが現代にも引き継がれているのですが、かつての「自分探し」はまだ、大人の援助者や反面教師的存在がいた分、ある程度の方向性を見いだすことができました。それに対して、現代の「自分探し」は、まったく孤立無援です。だから、無意味な「自分探し」が横行する事態に陥っています。

若い女性が大半を占めますが、しきりと海外留学（語学留学）やワーキングビザを使って、オーストラリアなどで働きながら、「自分探し」をしている「つもり」になっています。

何年かして、日本に戻ってきた本人たちは、英語のスキルもついたし、海外で生活した経験から日本を見つめ直す機会を得たので、やっとこれからの人生の中でアイデンティティを獲得できるだろうと期待するのですが、ここには大きな誤解があります。

英語を話せるようになったスキルは確かに国際化の進む日本でも、力強い「武器」になるでしょう。ただ、それだけでは単なるスキルでしかありません。本当に国際化した社会に対応していくには、英語を話せるだけでなく、英語を使って「何を話すか」「何を伝えるか」が重要だからです。英語はできるが、自分の考えをしっかり持っていないのであれば、せっかくのスキルも「猫に小判」でしかありません。国際社会を生き抜く、というからには「私は〜と思う」とはっきり言える知識と自分の考えが求められます。通訳になるなら話は別ですが、英語を活かして仕事がしたい。それによって、自分のアイデンティティを獲得したいと願うなら、まず自分の意見を確立することが絶対条件です。そこをどうも英語さえ話せれば人より優れている、と勘違いしている人が多すぎるように思えます。

それなら、海外生活をして、海の外から日本を見直した経験を活かせばいいじゃないかと思われるかもしれませんが、これもはっきり言って怪しいものです。ある留学経験を持つ女性が言っていましたが、海外で外国人がまず聞いてくるのは、「日本とはどういう国だ」という「あなたにとって日本の意味」です。なかには「禅とは何か」と問い詰められて、答えに窮《きゅう》してしまう場合もしばしばあります。それくらい、外国人は自国のことなら知っていて当たり前、と考えているからです。その期待に反して、きちんと「自分にとっての日本」を語れない人は、いくら海外生活をしても、外国人のまともな人には相手にされないでしょう。せいぜい海外での生活利便法を学ぶくらいで、日本に帰ってきたら、そんなものは何の役にも立ちません。本当の国際人とは、海外の生活に慣れている人ではないのです。まず「日本人」であることの自覚、「日本では何が問題か」という意識を持って、初めて国際人の仲間入りができます。外国に迎合するのが国際人ではありません。「日本人」としての自分を持っていることが必須条件だと思います。

だから、いたずらに海外で生活しても、「日本人としての自分」がないなら、「自分探し」も不完全燃焼で終わってしまいます。せっかく海外で生活した経験があるのに、日本に帰ってきてから、アイデンティティも獲得できないことになります。

どうしてそういうことが起きるのかは明白です。日本にいる間、「なあなあ」で少しも日本の現実を見ようとしなかったためです。せめて日本人なら、日本の歴史や文化くらい勉強して、海外に渡るのが最低限、必要だと思いますが、それすらも無関心な人が、どしどし海外に飛び出していきます。そして、「自分探し」をした「つもり」になって帰ってくるのです。あくまで「つもり」ですから、実態はありません。結果的に、海外に行っても、無駄金だったと後悔するだけです。

これは国内に留《とど》まっている人についても、同様のことが言えます。「日本について知ろうとしない」無関心さは、突き詰めれば、「日本人である自分とは何か」を考えていないことでもあります。繰り返しますが、「別に日本人じゃなくてもいい。なりたいのは国際人」と反論する人もいるでしょうが、自国のことも知らない人は、決して国際人にはなれないのです。グローバリゼーションが日本にも押し寄せていますが、「日本人としての自覚」を持っていない人は、精神的に外国の隷属《れいぞく》者でしかありません。そもそも真のグローバリゼーションとは、「世界はひとつ」といったユートピア的なものではなく、自国のことをきちんと主張しあうことから始まるのではないでしょうか。自分の足場がぐらついているのに、国際社会という檜《ひのき》舞台には立てません。

このように、現代の「自分探し」はかなり誤解に満ちています。アイデンティティを獲得したいなら、まず「自分とは何か」「日本とは何か」「日本では何が問題か」など、たくさん悩む必要性があるはずです。それをしないで、安易に海外留学すれば、「自分探し」ができて、アイデンティティが得られるという考えは、きつい言い方になりますが、「甘え」であり、「思慮の足りなさ」です。海外留学までしなくても、悩むことを忌避《きひ》する若者の風潮（そういうのはウザいそうです）が、常態化している中で、アイデンティティを獲得するのは、非常に困難だと思います。

自由が厄介、と大学生たちはこぼしていましたが、自由の裏側には義務があることを忘れてはなりません。その義務を放棄して、自由が不自由というのは、自己中心的な考え方です。それだからこそ、アイデンティティはひとつも確立できず、その苛立《いらだ》ちが「新型うつ」として発現しているのかもしれません。

ワールドカップやオリンピックになると、テレビのモーニングショーで、タレント化した女性アナが何の疑問もなく、「日本人のすべてが日本を応援しています」とコメントするのが常です。事実、街頭で日本チームを熱狂的に応援する人たちの映像が、何度も繰り返し流されています。私はそれに違和感を覚えてしょうがありません。スポーツが好きという人なら、応援するのは大変結構です。ただ、「平和的戦争として国民の鬱憤《うっぷん》晴らし」の要素をはらむワールドカップやオリンピックが開催されると、「にわか日本応援団」になる人が大多数ではないでしょうか。

そうした「にわか日本応援団」は、お祭りが過ぎると、また「なあなあ」な人に戻ってしまいます。あれだけ「日本びいき」だったのが嘘のように、また日本社会への無関心を決めこみます。しかし、「なあなあ」な心性では、国際社会では生き残れないのです。このことについては、終論でもう一度、考えたいと思います。

（なお、ここで取り上げた「日本人」という定義は、日本が単一民族国家であるという意味ではなく、アイヌや在日外国人の方々など、様々な少数派を含めて、日本で生きている人の総称として用いていることをお断りしておきます）

ついに逃げ場がなくなる

最後に、3．の「いい子至情主義」（母子密着）について簡単に触れておきましょう。

1．の自己愛肥大とも関係してくるのですが、昨今の親子関係は、母子関係と言葉を置き換えてもいいくらい、母親と子どもの距離が近くなっています。その兆候は既に書いたように、一九七〇年代の父親不在時代から年々、強化されていったものです。

母性本能、というのは生物学的にはないとされているそうです。環境因などによって、後天的に学習されたものと解釈されています。ですから、母子関係が密接というのは、本能ではなく、環境や時代の要請から生じていると考えたほうがいいでしょう。

子どもの幸福を願わない母親は基本的にいません（なかには児童虐待する母親もいて、それが近年、増加しているような印象を受けるのは非常に残念なことですが、本書とは関係ないので省略します）。

今の二〇代、三〇代の母親世代にあたる人たち、特に高学歴の母親層は、いわゆる受験戦争を生き抜いてきました。いい大学を卒業した母親は、子どもにも同じような社会的ステイタスを得させようと考えます。運が悪くて、あまりいい大学とはいえない学校を出たり、進学という階段からドロップアウトしてしまったりした母親たちは、自らのリベンジとして、やはり子どもに大きな期待を寄せます。

子どもたちも、そうした母親のニーズを幼児の頃から刷り込まれているので、なんとか母親の喜ぶ「いい子」になろうとするのです。

母親にとって「いい子」とは、母親の言うとおりに勉強して、いい成績を収め、いい学校に入り、やがてはいい企業に入社するという暗黙の期待を背負わされています。

そうした「いい子」を純粋培養するため、母親は過剰に子どもを管理、指導します。子どもたちも、それが当たり前だと納得して素直に従いますし、母親の言うとおりしていれば、社会的に成功すると暗示をかけられていますので、敢えて反抗しようとも思いません。

昔の子どもなら学校が終われば、近所の友達と日が暮れるまで遊んで、時には喧嘩したりしながら、仲間意識と社会性を身につけていったものですが、母親の厳格な管理下にある「いい子」は、友達と遊ぶ時間をつぶして、夜遅くまで学習塾に通ったり、家庭教師から勉強を習ったりしています。それが「いい子」のスタンダードなのですから、疑問も持ちません。なにより、母親の期待に応えれば、母親から最大級の賛辞を受けることができます。

このような生活が続けば、必然的に「いい子」の価値観は母親の価値観と同化しますし、人間関係も、他の友達と接する時間が短くなって、母親と接する時間のほうが長くなるので、母子間の関係性で完結してしまいます。「いい子」にしてみれば、母親の評価が絶対的価値であり、母親の指示なくしては生きられなくなってしまうのです。

母親と「いい子」。それだけで世界が回っていれば、何の問題も起きません。ところが、時間はそうした母子の関係性とは無縁に過ぎていきます。「いい子」もやがて、高校生になり、大学生になります(たぶん、「いい子」のほとんどが、一流の学校に入学していることでしょう。そのために、母親は人生を賭《か》けて、子どもに尽くしているのですから)。すると、にわか雨のように、今までなかった他者との人間関係が生じてきます。

以前、ある児童精神科医から話を聞いたのですが、「いい子」ほど社会適応ができず、成長するに従って問題行動を起こすそうです。なにしろ、他者との関係性という免疫がないのですから、「いい子」たちは戸惑《とまど》い、行き場を失ってしまいます。母親の指示を待っていれば良かったのに、自己選択を迫られます。これは「いい子」にとって、未知との遭遇体験です。

一般社会デビューに失敗すると、「引きこもり」になってしまう人も少なくないと、話を聞いた児童精神科医は言っていました。仮に社会生活を送ったとしても、1．や2．で触れたように、自己愛が異常に肥大している上に、自我としてのアイデンティティも母親の顔色をうかがって生きてきた必然として、十分な確立を果たしておらず、そのためにちょっとしたことですぐ「傷ついた」と人間関係を乱したり、絶縁したりします。それが後々、自分にとって不利益になることなど、まったく考慮にいれません。とにかく、母子関係という安全地帯に「逃げなければならない」からです。

そんな「いい子」たちも企業に就職すれば、もう逃げ場はなくなってしまいます。企業には企業のルールがあり、どんな母子関係だったかなど、配慮されないからです。頼みの綱の母親も、いい企業に就職したのだし、年齢的にも大人なのだから安心だろうと、いつの間にか援護射撃をしてくれなくなります。母親は十分、自分の希望を満足してしまったことで「子ども」がどのように社会で悩んでいるかなど、もはや関係なくなってしまうのです。

元「いい子」たちが混乱するのは当たり前でしょう。「いい子」時代に培《つちか》われた能力として、与えられた仕事はそつなくこなすことはできます。一方、絶えず上昇意識を持たされて、自分は特別な存在にならなければいけない、と母親から洗脳されてきた、元「いい子」たちは、単調なルーティンワークなど、馬鹿馬鹿しくてやっていられません。

その不満が高まっていく中で、社会にうつが蔓延しているという情報が入ってきます。意識的にせよ、無意識的にせよ、逃げ場はこれしかないと思うのは当然です。

こうして「新型うつ」がまた一人、増えるという図式が完成します。

他にも「新型うつ」の発症原因は考えられますが、大枠でとらえるならば、これまで書いてきた三つの要素が、単独であったり、複合したりしながら、「新型うつ」を形成していると考えていいのではないでしょうか。

ただ、前にも書いた通り、原因がわかったからといって、現在、起きている障害が消えるわけではありません。せめて、次世代では同じ過誤《かご》を繰り返さないように注意するくらいしかできないでしょう。それも完璧に「新型うつ」のような問題を解決できるという保証はありません。次世代には、また違った問題を生む種が、現在進行形でゆっくりと育っているのかもしれないのですから。

います」と語り始めます。

「この飲み会は、いわば昔で言えば〝無礼講〟みたいなものですよ。上司、部下、関係なく、日頃、思っていること、仕事の不満などを飲みながら、ぶちまけることを奨励しています。飲み会で言ったことは、後日、なんのおとがめもなし、というのが、ルール。だから、言いたいことを部下も言えるわけです」

日本の企業には昔からある「ノミニケーション」ということです。この習慣は日本独特らしく、欧米の企業から赴任してきた外国人支社員などは、夜な夜な、東京新橋その他、日本各地で、サラリーマンたちが焼き鳥の油で、顔をテラテラさせながら、生ビールを飲み干して、口角泡を飛ばしながら、仕事の鬱憤を晴らしている様子に驚くそうです。

最近でも、ビールのCMに課長、係長、平社員と社内では上下関係にあるものの、仕事が終われば同じ仲間といった雰囲気で、和気あいあいと、大衆焼き肉屋のテーブルを囲みつつ、仕事の憂さを大いに晴らす、といったシチュエーションのものが放映されていました。今も、日本では「ノミニケーション」が健在です。

ただ、このインタビューで語る社長の論理は、「うつ対策」として見ると、いささか疑問を抱かざるを得ません。

「こうして言いたいことを存分に言う。これが一番のうつ対策ですね。うつはとにかく、不満を溜めるのがいけない。不満があったら、どんどん言えばいい。だから、うちはこの飲み会を開いている効果があって、うつを訴える社員なんて一人もいません」

不満があったらどんどん言う。これは確かにうつの予防としては最適です。とはいえ、二〇代の社員が本当に喜んで、この会社主催の飲み会に参加しているのでしょうか。就業時間が終わってまで、会社に束縛されたくない、と思う二〇代のほうが多いのではないでしょうか。実際、大手企業の課長をしている大学の同級生と飲む機会があった時、こんなことをこぼしていました。

「最近の若い社員は、俺が飲みに行かないかって誘っても平気で断るんだよな。俺の時代には、いくら疲れてても、付き合ったものだけどね。まあ、デートがあるとかなら、しょうがないけど、断る理由を聞いたら、早く家に帰って、DVDで見たい映画があるってんだよ。なんだか、世代の違いを感じるなぁ」

上司の誘いより、自宅でDVD。そうした二〇代社員ばかりではないと思いますが、飲み屋に入っても、サラリーマンの年齢層は、四〇代以降で固まっていて、あまり若い社員を交えて飲んでいる風景を見なくなりました。若い社員は、もっとお洒落な店に行くのかもしれませんが、あながち同級生のぼやきも的外れではないような気がします。

そう考えると、インタビューの社長が自信満々で語る飲み会効果が、果たしてどこまであるのか、ますます疑問に思えてなりません。なかには、飲み会に参加しても、それを業務の一環としてシビアにとらえていて、密かにストレスを溜めている若い社員もいるのではないでしょうか。それが積もり積もって、抑うつ状態になったら、さっさと会社を辞めてしまうので、社長の耳には「うつを訴える社員は一人もいない」という報告しか届かないのではないかと邪推してしまいます。

ましてや、「新型うつ」になりかかっている若い社員にとっては、この飲み会こそ、「無駄な時間の浪費」としか思えないに違いありません。

ともすれば、叩き上げ社長というのは、ワンマンですから、自分の論理が正しいと思ったら、社員もそれに従うものだと単純に考えがちです。ところが、「新型うつ」予備軍の若い社員に、そんな理不尽な論理は通用しません。その結果、スキルを身につけるだけつけたら、もっと条件のいい会社に転職するのが、今や一般的になっています。

私が取材者なら、その点について、もっと突っこんで質問するはずですが、残念ながら、その経済誌の記者は、社長の言い分を唯々諾々《いいだくだく》と聞いて、何の疑いもなく記事にしています。だから、力量が疑われると思うのです。

はっきり言って、飲み会で無礼講にすれば、うつにならない、という確信は、裏返せば、まったくうつ、特に若い世代に広がっている「新型うつ」を理解していないことを暴露しているにすぎません。

その後、その会社で「新型うつ」の社員が出たのかどうかはわかりませんが、遅からず、「ノミニケーション」ではうつ対策は万全ではない、という現実を、この社長は突きつけられるのではないかと心配しています。

余裕のない職場

うつ対策は万全、と豪語する社長がこの体《てい》たらくですから、まだまだ企業のうつ対策は危機感が足りないのではないかと感じます。

企業トップの意識の中に、うつ対策の必要性が欠如していれば、うつで休職する社員が増えても、企業内の対応は後手後手に回ってしまいがちです。

ある産業心理士がため息まじりに漏らした言葉を覚えています。

「経営トップの人たちを対象に、うつセミナーの講演をしたのですが、それが終わって、雑談していた時に、常務クラスの役員からこんなことを言われました。結局、うつになるヤツは使えないんだから、対策を練るより、さっさと辞めさせてしまったほうが、会社のためなんじゃないのか。あー、この人たち、何にもわかっていない。まったく危機感がない、と力が抜けましたよ。考えてみたら、今、役員をやっている人たちって、高度経済成長期以後、モーレツ社員で働いていた中で、会社に生き残ったエリート層ばかりでしょ。そんな人にとってみれば、うつなんて甘えとしか思えないのは、当然かもしれませんね。でも、昔はそれで良くても、現代はそんな時代じゃないのに。こんなんで、日本の企業は大丈夫なのか」

この産業心理士の危惧は、うつの蔓延が水面下でひたひたと企業の経営を脅《おびや》かしつつあるデータを見ると、決して杞憂《きゆう》ではないことがわかるでしょう。

序論でも取り上げた、財団法人社会経済生産性本部メンタル・ヘルス研究所が二〇〇八年に行なった調査では、次のような結果も出ています（一五七ページのグラフを参照）。

［組織風土と心の病の増加傾向］

・人を育てる余裕が職場になくなってきている

YES　二一一社（有効回答の約七八％）

ＮＯ　五一社（同、約一九％）

無回答　七社

実に八割近くの企業が、人材育成の余裕なしという状態です。これでは、「新型うつ」にかまけている場合ではないことがわかります。

さらに、このデータの内訳を見てみましょう。

ＹＥＳと答えた企業のうち、余裕のなさの増加率

増加　六〇・二％

横ばい　二八・九％

横ばいも含めると、九割近くが余裕のない職場環境であることを示しています。

これでも、企業トップは「うつなんて使えないヤツ」と切り捨てることができるでしょうか。もし、そんなことを今でも言ってるトップ経営陣で固められた企業があったら、おそらく業績は年々、低下していっているはずです。なにしろ、社員を育てられないということ

組織風土と心の病の増加傾向

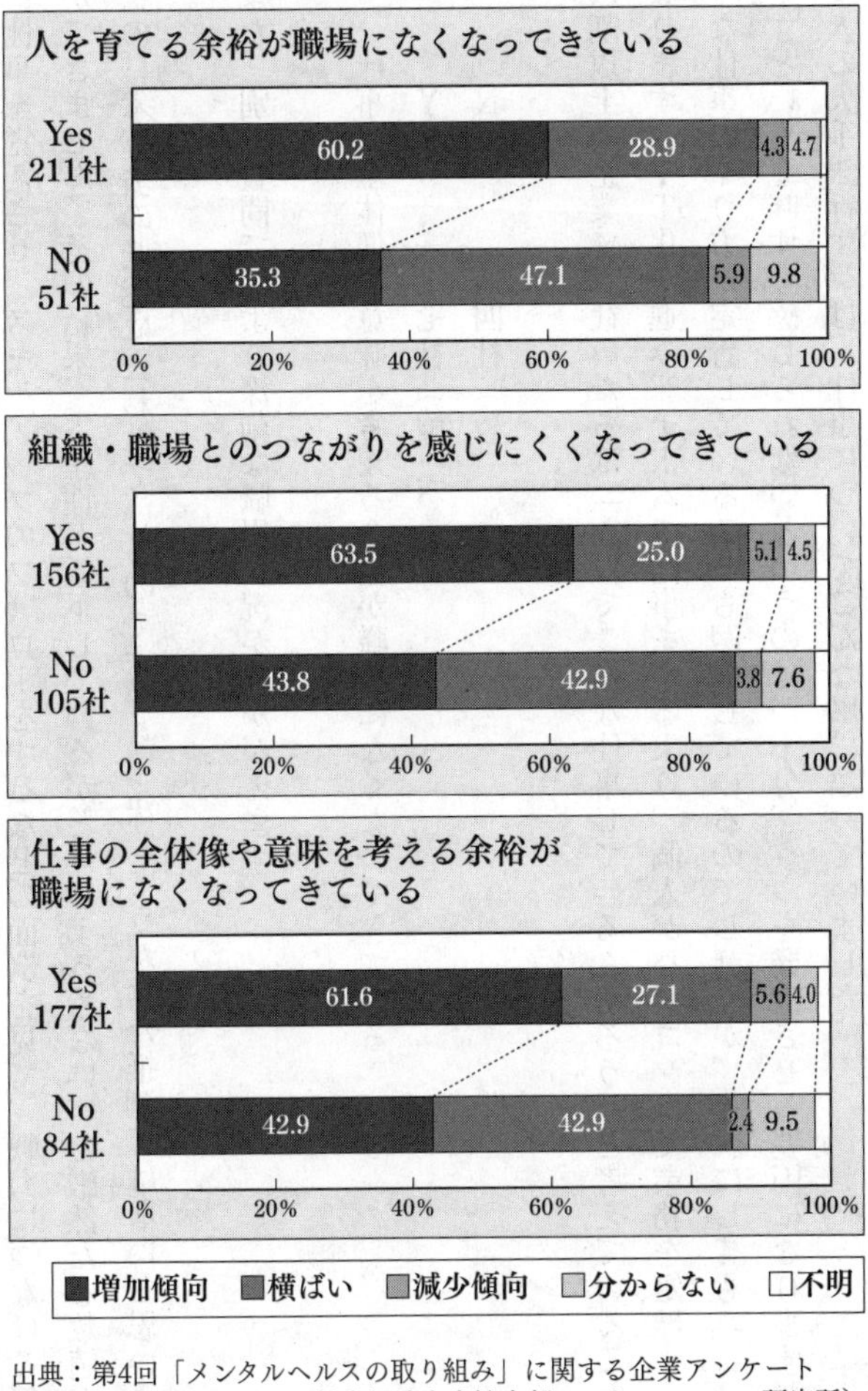

出典：第4回「メンタルヘルスの取り組み」に関する企業アンケート
（2008年、財団法人社会経済生産性本部メンタル・ヘルス研究所）

は、仕事を覚えさせ、スキルアップのフォローをするなどの面倒を見て、戦力につなげる努力ができません。その結果、生産性が低下しているがどうしようもない、と厳然たる数値が現状の日本経済の低迷に表われているのですから、決してうがった推測ではないと思います。

また、別の質問ではより深刻な職場状況がうかがえます。

・仕事の全体像や意味を考える余裕が職場になくなってきている

ＹＥＳ　一七七社（約六六％）

ＮＯ　八四社（約三一％）

六割以上の企業で、社員たちは「なんでこんな仕事しているんだろう」と考えていることになります。ＩＴ化が進み、チームで仕事をするより、個人がパソコン上で業務を処理するような仕事のやり方が定着していることも関係しているのでしょうが、それにしても「私は何？」という意味すら感じられないというのは、十分、うつを発症させる要因になります。

友人の大手銀行マンは、仕事についてこんな風に語っていました。

「会社員にとって、サラリーってのは、我慢料なんだよ」
その時は、「会社員って、大変なんだな」と、安易に受け流していましたが、現状の人員削減、給与カットなど、不況の影響を直接、かぶって苦闘している会社員たちと接しているうちに、友人が言っていた「我慢料」という言葉の重みとやるせなさをしみじみと感じられるようになりました。そんな状況で、「新型うつ」を理由に、お気楽な休職をされたら、「もう我慢できない」という人が出てきても、ちっともおかしくありません。

コミュニケーション不足は、本当に個人主義のせいなのか

少し前のデータになりますが、同研究所が二〇〇六年にやはり上場企業二一八社から得た、メンタルヘルスに関するアンケート結果に興味深い数値を見つけました。

［職場の変化と「心の病」の増減傾向の関係］
（数値は各質問にＹＥＳと答えた企業の内訳）
・職場でのコミュニケーション減少
増加　七一・八％

横ばい　二三・七％

・職場での助け合い減少

増加　七二・〇％

横ばい　二三・四％

・個人で仕事する機会が増加

増加　六七・一％

横ばい　二六・七％

ちょっと殺伐《さつばつ》とした数字ではないでしょうか。

コミュニケーションの減少が、九割以上。助け合いの減少も九割以上。これは単にＩＴ化が進んだ、という理由だけではないと思われます。

北海道旭川市の「あおぞらクリニック」院長、菊地氏の意見を取り上げた第二章の項では、ドイツの経済学者マックス・ウェーバーが資本主義の発達によって、「万人が万人と戦う社会が生まれる」と指摘したことに触れましたが、その予想通り、現代における日本の職場は「社員一人一人が戦う職場になっている」と言ってもいいかもしれません。

その分、個人で仕事をする人が九割に達しているというのは、企業という組織体は存在するが、その構成員である社員たちは、バラバラに自分の仕事だけしていると解釈することができます。これはＳＯＨＯ《ソーホー》（在宅勤務）とは違います。ＳＯＨＯも会社に出社しないで、自宅にいながらパソコンなどＩＴ機器を利用して、業務する形態には違いありませんが、先に挙げたアンケート結果の数字は、同じフロアーで机を並べて仕事している社員たちが、まったく他人に関心を持たず、人間関係が崩壊しているかのような、自閉的な意識で働いている傾向を示しています。

そういえば、こんな話がビジネス雑誌に載っていました。

「最近の若い社員は、隣の席の社員に事務連絡するにも、声をかけるのではなく、メールで送信する」

この記事を読んで、なんとも背筋が寒くなる思いがしたものですが、現実的にこうしたことが、今の職場では当たり前になっているようです。

「家族的経営」が日本企業の成長を支える重要な鍵だと、かつて欧米の経済学者は褒め称えました。「家族的経営」とは、上司が父親の役割を果たし、部下の私生活まで面倒をみるというもので、職場が「疑似家族化」していることを指します。これは企業体質の根本に、昔ながらの「村」的な密接な人間関係を基盤にして、そこで相互監視をしながら、互助的な側面も併《あわ》せ持って働くことで、生産効率を高めていると、海外のドライな経営に慣れた外国人には、驚嘆をもって受けとめられたのです。

上司が引っ越しをすれば、部下一同がその手伝いを喜んでしましたし、部下が結婚するとなれば、たいてい夫の勤める企業の上司が仲人になりました。中には、結婚後、生まれた子どもの名付け親になった上司もいたくらいです。

時代の変遷とともに、そうした「家族的経営」は徐々に薄れてきましたが、やはり一〇年前までは、同じ職場に働く者同士は、一致団結する「運命共同体」意識が残っていたように思います。

それが、この数年でもろくも崩れ去ろうとしています。個人主義が日本人に浸透してきた、というのは説得力がありません。仮に日本人が欧米並みの個人主義を実践できるようになったのなら、テレビや雑誌で「これが今の流行!」と垂れ流される情報を鵜《う》呑《の》みにして、女の子がみんな、同じような化粧をして、同じような服を着る（そのため、私のような年代の男性には、女の子がみんな同じに見えてしまいます。そして、すぐに顔を忘れてしまうほどです）現象には、整合性がありません。結婚しなければいけない、婚活の時代だと騒がれたことで、婚活に血道をあげる人が大増殖していることも個人主義とは違うのではないでしょうか。みんながやっているから、私もやらなきゃ。そうした、横並び意識から日本人はいまだに抜け出せずにいます。「なあなあ」と言っていればいいのです。人と違うこと（これを東京大学教授の上野千鶴子《うえのちづこ》氏は「異見」と名付けています）を言ったり、したりするのは、排斥の対象として差別されます。日本は依然として「村」ですから、「村」の中で異端者は「村八分」になってしまいます。だから、みんな、「なあなあ」と言っているのかもしれません。

個人主義ではないのです。アメリカを中心とした経済のグローバル化の波に乗り遅れるなと、日本的な「家族的経営」をあっさり捨て去り、終身雇用制を形骸化させ、成果主義を導入して、働く意識をバラバラに分解してしまった経営者たちの責任が問われるべきでしょう。

先にも書きましたが、本当のグローバリゼーションというのは、外国の物まねをすることでは決してありません。日本ならではの個性を世界に訴え、独自の立場を明確化して、世界と肩を並べて競争することです。それをただ、アメリカでは成果主義が主流になっている、という情報だけで、日本人の心性も考慮せず、いたずらに成果主義を導入した結果、社員の離職率を高め、うつを発症する社員を激増させ、そして自殺する人を増やしただけです。富《ふ》士通《じつう》の元社員が、安易な成果主義導入の経営的失策を暴露した本がベストセラーになりましたが、いまだに成果主義を続けている企業はたくさんあります。それで経済が活性化しているかといえば、少しもその兆候すらありません（ちなみに財務省や日銀が発表する景気が上向いていると報告する景気動向レポートがいかに机上の空論で、現実の経済活動から乖離《かいり》しているかは、日々、生活している庶民のほうが身をもって実感していることでしょう）。

つい先日、渋谷にある東急百貨店本店に入ったのですが、平日の午後だったせいもあるにしろ、私の訪ねたフロアーには客が一人もいませんでした。ただの一人もいないのです。人間の姿を見かけるとしたら、所在なげにしている店員だけ。いくらデパート業界が業績悪化を続けているとはいえ、これは経済恐慌の予兆だと私は思いました。

この章で掲げたデータに基づけば、今やほとんどの社員が「心の病」、つまり症状の軽重はあるにしろ、うつを中心とした心の不調をいつ発症してもおかしくない状態にあります。そこへ、人間関係障害とも言える「新型うつ」がはびこりだしているのですから、もう日本の職場は壊滅状態だと言えるのではないでしょうか。

社員の誰しもが、うつなどになる精神的危機ラインに達しています。

そんな状態で、「新型うつ」の人が主張する論理が通用するはずがありません。

「サラリーは我慢料」

と、私の友人は言いましたが、それも今や限界です。

古典的SF映画に『猿の惑星』があります。シリーズ化されたほどのヒット作でした。その何作目か、忘れましたが、人類に反旗を翻《ひるがえ》したボス猿が武装蜂起の宣戦布告として言った台詞を思い出します。

「嫌だ」

「新型うつ」による「二次被害」

日本の職場では人間関係が「危篤状態」にあります。

それでも、まだ社員たちが黙々と仕事をしているのは、不況で転職が難しくなっているせいもあるでしょう。

特に女性は、スキルがあったとしても、なかなかいい条件の転職先は見つかりません。

パラサイトで親と同居している女性ならば、まだ余裕があるでしょうけれど、地方から進学で東京に出てきて、そのまま就職したような女性や、親から独立して一人暮らしをしている女性だと、辞めたくても経済的に辞められない、という事情があると思います。既婚者でも、夫のサラリーだけでは足りず、マンションのローンや子どもの養育費を捻出《ねんしゅつ》するために、働き続けなければならない場合もあるに違いありません。

そういう女性が、「新型うつ」の犠牲になりやすいのです。

中堅の広告代理店に勤めている女性（仮にFさんとしましょう）と仕事の打ち合わせをしていました。仕事の話が終わり、なんとなく雑談をしていた時に、私がうつの本を出しているせいでしょうか、Fさんからうつについての悩みを持ちかけられました。

「実は、新人の女の子に振り回されているんですよ。まだ仕事は半人前なのに、企画をどんどん出したがるんです。それはそれで、やる気があっていいんですけど、どの企画もビジネスとしては使い物にならなくて、まあ、全滅です。その度に、私のデスクまで来て、涙ながらに早く手応えのある仕事がしたいと訴えてくるんですね。そう言われてもねぇ。もっと勉強したら、きっと企画も通るよって、一応は慰めるんですけど、何回もそれが続くとさすがに私も参ってしまって。しょうがなく、上司に相談したんですけど、この上司というのが、パワハラの象徴みたいな人で、ちっとも親身になってくれません。仕舞いには、新人教育もお前の仕事だろうって、女の子の世話を押しつけられちゃいました」

なんとも暗い表情で語るFさんは、疲労困憊《こんぱい》しているように見えます。

「それは大変ですね。ルーティーンの仕事以外に、余計な仕事も背負い込んだわけですから」

私はFさんに同情しながら話の続きを促しました。

「ええ。正直言って、自分の仕事だけでも手一杯なんです。それなのに、その女の子は、私の仕事が忙しい時でもお構いなしに、誰も知らないヴィジュアル系のロックバンドが、これから絶対有名になるから、広告に起用できないか、といった夢みたいな話を含めて、あれこれ相談に来るんですよね。私もきっぱり断ればいいんですけど、上司から教育係を命じられているし、無下《むげ》には扱えないので、その子の話に一時間も二時間も付き合わないといけなかったりして、結局、自分の仕事をこなすために、深夜まで残業することもしょっちゅうです。気持ちもずっと落ち込んでしまって、会社には内緒にしてますけど、こっそり精神科で薬をもらって飲んでいます」

おっとりとした顔に陰りが浮かんでいます。

「誰かに、女の子の世話を代わってもらうことはできないんですか？」

このままだと、この人が倒れてしまうと思った私は、打開策を案じました。しかし、Fさんは小さく首を振って、諦めたような哀しい笑顔を浮かべるだけです。

「それは無理です。年度末に、三人、リストラされて、今のスタッフだけでは処理できないくらい、仕事がたまっていますから。お願いしても、誰も引き受けてくれるはずがないですよ。私がやるしかありません」

そこまで言うと、Fさんは腕時計を見て、「あ、すみません。次の打ち合わせがあるので」と、慌ただしく席を立ってしまいました。

しばらくして、Fさんから電話がありました。その新人の女の子が、診断書を持ってきて、うつだから三カ月、休職したというのです。

私は、また「新型うつ」かなと、苦々しく思いながら、ともかく女の子がいなくなった間は、Fさんも自分の仕事に専念できるだろうと安心しました。

ところが、Fさんに頼まれて書いた原稿の見本刷りを確認するため、その広告代理店に連絡すると、別の女性社員が対応するというのです。

何が何だかわからないまま、新しい担当者になった人と会うことになりました。

喫茶店で、見本刷りを確認して、それから私はFさんの動向について、新しい担当者にさりげなく尋ねてみました。

すると、その女性はいかにも困った顔になって、その後の顚末《てんまつ》を話してくれたのです。

「いやー、新人の子は自宅療養ってことになっていたんですが、一週間もすると、会社とか、彼女（Fさん）の携帯に、何回も電話してくるようになったんですよ。それがまた、ふざけた話で、注目のストリートシンガーがいるから、一緒に歌を聴きに行かないかとか、オススメの来日アーティストのなかなか手に入らないチケットをゲットしたから、ライブハウスに行こうとか。音楽好きなのはその子の自由ですけど、毎日、寝る間も惜しんで働いている彼女にそんな暇はないですよ。結局、断り続けていたみたいなんですけど、そうしたら、びっくりしますよ。今度は、彼女の上司に電話をかけてきて、ちっとも親身になって私を教育しようとしてくれないって、抗議したんです。ほら、彼女の上司って、平気でパワハラするような人でしょ。彼女、散々、上司から叱られて、始末書まで書かされて」

それはひどい。私も唸《うな》ってしまいました。

「そんなことがあって、彼女も限界だったんでしょうね。今度は彼女がうつと診断されて、精神科医の診断書を上司に提出したんですけど、パワハラ上司ですから、新人が休んで、ベテランまで休まれたら仕事にならない、と彼女の休職願いを握りつぶしてしまったんですよ。彼女、すごく落胆した様子で、三日後に辞表を出しました」

まさしく「新型うつ」の「二次被害」です。ここには、憂慮すべき点が二つあります。まず、「新型うつ」の女の子です。うつであることを免罪符にして、好き勝手に振る舞い、Fさんを困らせ、薬で抑えていた症状を悪化させたこと。そしてもうひとつは、うつについて、まったく理解しようとしない、パワハラ上司。「新型うつ」とうつ理解のない上司という、現在のうつが抱える問題点が、凝縮されたようなケースではないでしょうか。

その後、Fさんがどのような生活をしているのか、私は知りません。その広告代理店とも仕事をしていないので、新人がどうなったかもわかりません。

ビジネスライクな人間関係が当たり前になっている職場でも、Fさんのような優しさを持っている人はまだ残っています。その優しさが仇《あだ》となって、Fさん自身が傷ついてしまいました。

このように、「新型うつ」は、真面目に働いている他の社員まで、不幸にしてしまう「二次被害」の危険性を持っています。

それを生む背景には、うつについて、まだまだきちんとした理解をしようとしない、日本社会の「なあなあ」主義があるのではないかと私は思います。

第四章　うつは、もはや「免罪符」ではない

「うつ患者は何もできない」

私自身がうつの症状に苦しめられてきましたから（最近は、それが不思議とすっかり楽になりました。ひとつに抗うつ薬をやめたせいかもしれません。抗うつ薬を飲んでいた頃は、妙に感情が高ぶったり、その反動で落ち込みがひどかったりしたものですが、それがなくなり、心が平穏になったのです。これは個人差があって、人それぞれですが、私の場合はうつを治す薬でかえってうつが長引いていたのではないか、という印象を強く持っています）、症状が悪化している時に優しくして欲しいという気持ちになるのは、とてもよくわかります。

うつになると、他者と接するのが煩わしいと感じる反面、誰かから大事にされたい、という人恋しさも同時に募ってきます。この二律背反的な思考があるから、なおさら人付き合いが難しくなるのです。

さりとて、あまり構われすぎるのは、かえってうつを長引かせる要因になると、経験的に私は思っています。私の妻は、うつの症状に陥った初期こそ、優しく見守るように接してくれましたが、やがてうつになって何年もたつと、次第に「自分でやれることは、自分でしなさい」といった、突き放しともとれる「距離感」を持つようになりました。

これがかえって効果的だったようで、「やっぱり甘えてばかりいたらいつまでたっても駄目だな」という意識に変わっていけたのでしょう。そのおかげで、多少、気持ちが落ち込んでも、活動ペースをセーブしながら、上手に社会性を保つ訓練ができたように思います。

ところが、こんな話をうつ患者たちの集まりですると、「それはあなたが強いからで、私はそんなに強くないから無理です」と、途端《とたん》に反論が飛んできます。

かく言う私は人生の敗者です。決して強いわけではありません。ちょっと凹《へこ》むことがあると、いつまでもくよくよ考えてしまいますし、他者から拒絶されると（その相手にはまったく悪意がなくても）、極端な話ですが、生きているのが嫌になります。また、私は生育歴に問題を抱えているので、普通の人より「自己肯定感が著しく低い」傾向があります。そのため、記事や本を褒められても、「それはきっと社交辞令に違いない。まだまだ人から評価されるレベルには達していない」と思いがちです（私の生育歴にどういった問題があるかについては、自伝的エッセイとして書いた『僕のうつうつ生活、それから』［並木書房］を参照してください）。

強くなんてありません。それでも、うつだから何もできないと諦めないのは、「うつを免罪符にしたら、うつの人は社会性がないと思われてしまう。それでは、うつはいつまでたっても社会から誤解されたままだ」という気持ちがあるからです。

私はうつになってからも、二〇冊以上の本を書いてきました。それは職業だから、ということもあるので、特別でもなんでもありませんが、一冊、一冊を書く時は、うつの症状がひどい時もあったり、それこそ、必死の思いで書いていました。

先日、電車に乗っていたら、缶コーヒーの宣伝広告を目にしたのですが、そこにはこんなコピーが書いてありました。

「死ぬ気でやれば、死ぬ前にできるさ」

なかなか心に響くコピーだな、と感心したものです。

私も死ぬ気で記事や本を書いていたから、なんとか形にすることができたのです。火事場の馬鹿力ではないですが、人間はどんな状態でも諦めたらおしまいです。

ところが、そうした気持ちで本を書いていたにもかかわらず、インターネットなどで読者のレビューを読んでいると、がっかりするような感想が書かれています。

「うつなのに、本が書けるなんておかしいのではないだろうか」

まるで、うつ患者は本を書くどころか、何もできなくて当たり前、という多くのうつ患者が思いこんでいる気持ちを代弁している気がしました。中には「本を書くなんて、上野というのはうつ患者を騙《かた》って、儲けたいだけだ」という「匿名」の誹謗中傷《ひぼうちゅうしょう》を受けることもしばしばあります（基本的に私は「批判」をされても正々堂々と受けてたちます。ただし、批判するなら実名で立場を明らかにしてするのがルールだと思っています。匿名で「批判もどき」をするのは、単なる誹謗中傷です）。

「どうして、うつ患者は何もできない、という意識が強いのだろう？」

これについて、私はずっと不思議でした。私も実体験として、何もできない時期はありましたし、その後も一時的にせよ、動けない症状まで悪化したことがありました。それでも、私は倒れたら、立ち上がり、また倒れたら、立ち上がってきました。

繰り返しますが、それは私が強いからではありません。うつ患者でも、立ち上がるべき時は立ち上がらなければいけないのです。やるべき時はやらなくてはいけません。

そうしないと、社会で生きていくことが、できなくなってしまいます。

うつのつらさを抱えながら働いている人たち、あるいはかつてうつの地獄を見て、今は社会復帰している人たちにそうした考え方を話すと、全員が私の意見に賛成してくれます。

「やっぱり自分の足で立たないと、いつまでたってもうつはよくならない」

そう言う人もいました。

「うつなんだから」が患者を無力化させ、誤解を生む

それなのに、「うつ患者は何もできない」という考え方に、ほとんどのうつ患者が染まりきっているのはなぜでしょうか。

はっきりしているのは、精神科医や心理カウンセラーの責任です。

彼らは、つらさを訴えるうつ患者に優しく語りかけます。

「うつの時は何もしなくていいんですよ。何もしないで、ゆっくりと休んでいることが、何よりの治療です」

こうした優しいアドバイスは、ある意味、正論です。うつは「心の疲労」です。それだからこそ、休息が必要なのは違いありません。

一方、このアドバイスによって、つらい現状から逃れられると救いを見いだしたうつ患者は、「とにかくうつなんだから、何もできなくても許される」と解釈してしまう危険性があります。そして、忠実に精神科医や心理カウンセラーの言いつけを守ろうとするのです。

その結果、うつ患者は最悪期を乗り越えて、時間経過とともに心の疲労が回復していき、精神的な安定感も保てるようになっても、「とにかくうつなんだから」という言葉を手放そうとはしなくなります。

なにしろ、「心の専門家」がそういうのだから、素人考えはしないほうがいい、とうつ患者が思っても無理からぬことです。その上、診察に行って、「だいぶ、調子がよくなってきました」と報告しても、「無理は禁物ですよ。焦ったらまた再発しますからね。とにかく何もしないことです」と、精神科医や心理カウンセラーから「再教育」されます。ここまでくると、治療ではなく、「洗脳」ではないでしょうか。下手にリハビリ的な活動を促して、また症状が悪化したら、精神科医や心理カウンセラーの責任が問われてしまいます。それを回避するには、患者を無力化させておくほうが、リスクヘッジになります。そこまで考えている精神科医や心理カウンセラーが多くいるとは、さすがに思いませんが、彼らの無意識的な防衛本能によって、現実的にうつ患者を無力化させていることは、多くのうつ患者が「うつは何もできなくて当たり前」という考え方に固執している理由として、十分説得力があるのではないでしょうか。

もっとも、精神科医や心理カウンセラーの中には、「うつは骨折みたいなものだ。ギブスをはめている時期はおとなしくしている必要があるが、ある程度、回復してきたら、リハビリをしなくては、社会復帰できない」として、回復基調に達したうつ患者には、負荷の少ない範囲で社会生活を行なわせる生活指導をしたり、復職のためにプログラムを作って、うつ患者に実践させることで、自信回復を促して、うつで無力化した状態から、日常生活が送れるまでのケアを試みている人たちがいるのも確かです。

ただ、残念なことに、「本当の意味で患者本位」に立った精神科医や心理カウンセラーに従う人は、ほんの一部でしかありません。香山リカ氏を代表格にして、メディアでは今もって、「やっぱりうつは何もしないでいいですよ」という誤った情報発信が繰り返し流されています。その影響をまともに受ける人のほうが多いのではないでしょうか。また、うつではない人も、メディア情報からしか判断しないので、同じように「誤解」してしまいます。

こうした「うつは何もしなくていい。わがままで構わない」という社会的コンセンサスが、「新型うつ」を生み出す後ろ盾になっているのは、疑いようもありません。

「ドタキャンOK」への批判にこだわる

うつ患者のみならず、社会全体に「うつだったらしょうがない」という許容心がはびこっている象徴的な例が、ドタキャンをOKとする、うつ患者たちに多く見られる意識に示されています。

実は、このように「ドタキャンOK」とまるで当然の権利のように主張するうつ患者に対して、私は以前、毎日新聞に連載していたコラムで批判を書きました（その文章は『行動するうつへ』〔日本評論社〕に所載）。そのコラムが毎日新聞に掲載された途端、集中砲火のように、批判（繰り返しますが、ほとんどが「匿名」でしたから、ちゃんとした批判ではなく、八つ当たりのようなものですが）のメール、FAXが毎日新聞に殺到しました。

それだけではありません。

インターネット上では、個人ブログで、私の実名を挙げて、「この人は本当にうつの理解者？」なる批判（これも「匿名」でしたが）がアップされて、何万人という人が読んだようです（今でもグーグルで検索すると、ちゃんと読めます）。

このブログ記事は、どうやら女性でうつ治療をしている人が書いているらしいのですが、くだんのコラム全文を転載して、いかに私の「ドタキャン批判」がうつ患者を傷つけたかについて非難しています。

内容を要約すると、「好きでドタキャンしているわけではない。うつだから、しょうがないのだ。ドタキャンしたことをうつ患者も悪いと思っている」といったことが、やや感情的な筆致で書かれています。

私にしてみれば、こうした反発は想定内のことで、「確信犯的」にドタキャンはOKという、うつ患者の特権意識を刺激して、問題提起をするのが目的でしたから、何を書かれようが痛くも痒《かゆ》くもなかったのですが、インターネットの怖さで、この記事はいくつものサイトにリンクされ、すっかり「上野玲はうつの敵」というレッテルを貼られてしまいました（余談ですが、こういった刺激的なコラムを書いていたので、毎日新聞は嫌気がさしたのか、保身に回ったのか、連載開始時に約束した回数より前に私のコラムは打ち切られ、別の精神科医が代わってコラムを担当するようになりました）。

しみじみとうつ患者が特権意識にとらわれていることを思い知りましたが、「あなたがドタキャンされるのは、その程度の人間だからだ」というような人格否定までされたのには閉口させられたものです。

私がなぜそこまで反発を必至で、「ドタキャンＯＫ」への批判にこだわるかといえば、「うつならなんでも許される」という意識が、この行為に集約されているからです。

社会人にとって、ビジネスだけでなく、プライベートでも、よほどのこと（例えば、身内が事故に遭ったといった不可抗力的なアクシデントなど）がない限り、ドタキャンは、自分自身の信用を（会社員なら、その企業の信用すらも）失墜《しっつい》させてしまうきっかけになりかねません。現代社会が、人と人の信用で成り立っているとまで、暢気《のんき》に考えているわけではありませんが、安易にドタキャンを繰り返していると、何回かは許してもらえても（なにしろ、「うつには優しく」というのが社会的コンセンサスですから）、次第に「あの人と約束しても、またドタキャンされる」と敬遠されるのは当然です。

かく言う私自身、一度だけ編集者と飲みに行く約束を、ドタキャンしたことがあります。うつの症状がひどくて、外出して酒を飲む気力がどうしても起きなかったためです。編集者も忙しい仕事をやりくりして、私と会うための時間を作ってくれたのでしょうから、とても罪悪感を感じました。そして、編集者の信用を失ったな、と後悔しています。以後、私はどんなにつらくても、ドタキャンはしません。仮に、約束の日時に行けない状態だったら、フォロー策として別の日時を提案します。そうしないと、社会的にも、個人的にも、信用されなくなる恐れがあるので、必ず約束は守ります（ただ、うつ患者以外でも、意外と人は平気でドタキャンをするものだな、ということを最近、経験させられましたが）。

高校生や大学生くらいなら、「あの子はドタキャンするキャラだから」と個性の問題で済まされるでしょうが（なにしろ、いつ絶縁しても利害関係には影響しません。だから、ドタキャンされても怒らないし、ドタキャンが続いて、もう付き合えないなと思えば、携帯の着信を「拒否」にしたりして、自分とは関係ない存在にしてしまえばいいだけの話です）、社会人では個性として許されるはずがありません。みんな、忙しいのです。その時間を空けて、約束しています。それを「なんとなく、気が乗らないから」とドタキャンされたら、待ちぼうけを食った人の時間を無駄に浪費させることにもなります。それを許してくれる社会があるでしょうか。そんなに甘いものではない、というのが常識ではないでしょうか。ところが、「うつだから」という「免罪符」があると、この非常識も堂々と通用してしまいます。

すると、どうなるでしょう。ドタキャンだけでなく、なんでも「うつだから」と言えば、魔法の呪文みたいに許されてしまうと錯覚してしまうのではないでしょうか。うつ患者自身は、気がつかないのかもしれませんが、そのことは、自分で「社会人ではない」と宣言しているようなものです。みんなと一緒の社会には暮らせない、と開き直っているにすぎません。

徐々に社会から排除されている

みんなと一緒の社会に暮らせないのであれば、うつ患者だけのコロニーでも作って、自分で自分を「隔離」したらどうですか。それなら、社会に迷惑をかける心配もありません。

よく「引きこもり」は「自主的な隔離」と説明する社会学者がいますが、これは間違いです。「引きこもり」を続けるためには、寝る場所を提供されたり、食事の世話をしてくれる家族がいるなど、他者の援助が不可欠です。トイレだって、水を流せば水道代がかかります。その料金を払っている人がいるから、用便を済ませられるのです。本当に「自主的な隔離」だったら、そういう援助者は必要ないはずです。援助を受けながら、社会的な責務を果たしたくない、というだけの身勝手な話にすぎないのではないでしょうか。ちっとも「自主的」ではありません。この「引きこもり」については、私の専門ではありませんし、本書とも関係ないので、これ以上は言及しませんが、うつ患者も「引きこもり」と同じような意識であることを指摘する「憎まれ役」が必要だと思います。

まがりなりにも、「ドタキャンＯＫ」のうつ患者が社会の中で生きていけるのは、先にも書いたように、「うつには優しく」という社会の許容度に依存しているからで、それ以外のなにものでもないように思えます。しかし、「うつには優しく」と接している社会は、実は、ちっともうつを理解していません。「優しく」という心理の裏側には、「うつの人は信用できない」という、バリアーが張られているのではないでしょうか。社会がうつ患者を徐々に、真綿で首を絞めるようにして、排除しているだけではないかと心配しています。

そのことは、うつ患者が社会復帰しようとした時に、大きな障壁《しょうへき》となって、顕在化する可能性は充分にあります。今まで、気づかないで特権意識を謳歌《おうか》しているうちに、「うつだった」というだけで、社会は密かに「差別」を行なう準備をしているかもしれません。

私が批判する「ドタキャンＯＫ」には、そうした落とし穴がはっきりと見えています。

社会の中で生きたい。うつだからといって、差別されたくないと思うなら、多少の落ち込みがあっても、歯を食いしばって、約束は守るくらいの覚悟が必要です。もし、症状がとても悪くて、その努力が無理なら、最初から約束しないことです。

「うつ患者なんだから、努力できない」

と、言う人も多いことでしょう。はっきり言って、そんなのは詭弁《きべん》です。小さな努力で構わないから、努力しようと思う気持ちが大切ではないでしょうか。その小さな努力をしていくことで、社会的に活動範囲が広がり、やがてそれは自分自身の成果として、自分の存在を認める材料になります。つまり、努力しようとすれば、うつはよくなっていくのです。薬だけがうつを改善させるのではありません。自助努力が加わってこそ、うつの暗闇から、社会の日があたる場所に出て行けると私は思っています。

それにもかかわらず、まだうつ患者の大多数は、無力な自分に酔っています（その事実に苦しんでいるという人がいたとしても、無力であることでメリットも受けているのですから、同情の余地はないでしょう）。

このうつ患者の特権意識、そして社会の表面的な優しさが、「新型うつ」の人に、「うつと認められれば、ラッキー」という誤った認識を与えてしまい、その結果、「新型うつ」の蔓延を引き起こしているともいえます。

ちなみに、先に取り上げたブログで私を非難したうつ患者らしい女性は、他の記事を読むと、調子のいい時は、スポーツジムのプールに通って、一日で一〇〇〇メートルも泳いでいるようです。「ドタキャンOK。だってうつだから」という論理と、一〇〇〇メートル泳ぐ元気があるという事実の間に、私は違和感を覚えてなりません。もしかしたら、この人も「新型うつ」なのでしょうか？

特権意識も「金次第」

うつ患者が特権意識を行使して、「何でも許される」と考えるのは、単に「うつだと何もできないはず」という思いこみだけではありません。

同じうつ患者でも、特権意識を持てない人たちがたくさんいます。フリーター、派遣社員、零細企業の社員、そして失業者で生活保護を受けている人などです。

彼ら、彼女らは、いくらつらくても、働いたり、行政の保護に頼らざるを得ません。

それはなぜか、といえば、簡単なことです。

お金がないと生きていけないから——。

社会的に底辺で生きている人たちは、うつで休んで特権意識を行使する金銭的な余裕がないのです。

逆に言えば、うつを特権として行使して、「なんでも許される」と考えられるのは、休職制度を維持できるほどの財政的な余裕がある企業の社員か、夫の収入、親の遺産、アパートやマンションといった家賃収入が定期的に入ってくる不動産資産があるなど、うつになっても十分、生活レベルを保てる経済力を持っている人たちです。

食っていくために、必死にならなくてもいい、自分の生活を保障してくれる立場を確保している人と言い換えても構わないでしょう。

うつの特権も「金次第」なのです。

私はかつて、うつになり休職したが、現状はほとんど回復したにもかかわらず、復職する勇気がなくて、ずるずると休職を続けている社員たちのことを「復職難民」として、『日本人だからうつになる』（中公新書ラクレ）の中で取り上げています。

それはそれで、本人にとってみれば、つらいことなのでしょうが、「復職難民」の一人を取材しながら、正直な気持ちとして私が抱いた感情は、軽い嫌悪でした。

「休職できて、その上、生活に困らない金を会社に払わせているんだから、さっさと復職しろよ」

ちょっと乱暴ですが、そんな思いにとらわれてしまいました。なにしろ、体調的にはすっかり復調しているので、家にいても退屈だから、毎日、繁華街に出て、ウロウロと歩き回っているというのです。精神的にも安定していて、寝込むことはもうないと言っていました。

ところが、その人は五〇代でしたが、勤続年数が長く、その人が属する企業の規定で、休職期間が他の企業と比べて恵まれていたのを幸いに、こんな選択肢を平然と語るのです。

「もうこの年ですから、今さら復職するより、このまま休職を続けていれば、会社や健保組合（休職期間の期限を過ぎても、休職が続いていると、月収は減額になりますが、健保組合から、傷病手当金が入ります）から収入があるので、定年まで休職しようかと思っているんですよ」

私は言葉を失ってしまいました。

完全にうつであることを利用して、働かずに生きていけるなんて、やはりうつの症状を抱えて、仕事をしていた私にしてみたら、「冗談じゃない!」と声を荒立てたくもなります。

フリーのジャーナリストということ

私は企業に属さないフリーです。自営業という言い方もできます。

新聞記者などに、「フリーでジャーナリストをしている」と言うと、たいてい侮蔑《ぶべつ》的な視線を浴びせられます。彼らの表情には、難しい新聞社の入社試験に落ちたから、フリーになるしか選択肢はなかったのではないのか、そんなヤツにジャーナリストを名乗る資格はない、という意識が露骨に表われるからです。「はっきり言って、あなたみたいなフリーはジャーナリストじゃないから」と吐き捨てた朝日新聞の記者もいます。

一応、お断りしておきますが、私が大学生だった時代は、バブル期でしたから、企業の内定など、簡単に取れました。新聞社にしろ、少し対策を練《ね》っていたら、入社できていたでしょう。仮に成績が悪くて新聞社に受からなくても、「入社できるようにしてやるから、面接だけでも受けろ」と、父親から最大手広告代理店のコネ入社を勧められていました。そんな時代だったのです。もし、その通りにしていたら、ジャーナリストにはなりませんでしたが、今頃は東京の郊外に一軒家でも買って、ハイクラスのワンボックスカーくらいは乗り回していたでしょう。後にうつにもならなかったかもしれません。ただ、当時は思うことがあって、サラリーマンにはなりたくない、と自ら進んでフリーのジャーナリストを選んだだけです。

それはさておき、政治家から金をもらっていないにしても、密着取材する必要性があるという名目で、政治家におもねり、自宅に出入りを許される条件として、その政治家が不正な金を企業から受け取っていても、一切、新聞では記事を書かないような政治部の記者は、ジャーナリストなのでしょうか。

企業から銀座の高級クラブで接待を受けたり、しばしば「視察旅行」と称して、海外で物見遊山の観光旅行をしている経済部の記者は、ジャーナリストなのでしょうか。

有名な運動選手とどんな手段を使ったか知りませんが、昵懇《じっこん》な関係を結び、公式には明かさないコメントを取れることをウリにして、散々、その選手を神格化するような記事を書いて、その選手や所属するチームを経営する企業から、様々な便宜供与を受けておきながら、その選手が不振になると、手のひらを返すように「選手生命は終わった」などと書く、運動部の記者は、ジャーナリストなのでしょうか。

こうした新聞記者たちは、週刊誌などが「匿名座談会」を企画すると、知っていても書かなかったことを、ペラペラと喋りまくり（もちろん、「匿名」ですから、社名も出ません）、出版社から謝礼をもらっています。これがジャーナリストのすることでしょうか。おまけに彼らは、会社員として新聞社からサラリーを得ているのです。

新聞社だけではありません。テレビのニュース番組では常連として顔を売っている政治評論家、経済評論家など、いわゆる著名な評論家という人たちのほとんどが、取材源となんらかの利益相反関係にあるのが、メディアでは「公然の秘密」です。先日も、自民党政権時代、内閣機密費から、政治評論家に金が渡っていた事実が暴露されましたが、これなど、政治部の記者ならとっくに知っていたのではないでしょうか。

結局は、休職制度が「新型うつ」を助長する

話が逸《そ》れましたので、元に戻します。

「定年まで休職していたい」という復職難民のうつ患者を取材していて、私が抱いた率直な感想は、嫌悪だけではありません。「休職できる会社員は恵まれているなぁ」という羨望《せんぼう》もありました。フリーだと休職はもとより、有給休暇や病欠すらありません。熱がどんなに高かろうと、取材や原稿の締め切りがあったら、誇張ではなく、血反吐《ちへど》を吐きながらでも、血尿を流しながらでも、仕事をしなくてはなりません。倒れて、入院などしたら、もう生活の糧《かて》を得る手段がなくなってしまうからです。

先に、「うつなのにどうして本が書けるのか」という読者のレビューにがっかりしたことを書きましたが、決して「楽をしながら」書いているわけではないのです。私の記事や本を好意的に評して、「すらすらと読みやすい」という人がいますが、好意は好意として受け取っておくものの、「すらすら読みやすい」文章を書くのは、難解で何を書いているのか、わからない文章を書くより、ずっと大変なのです。「読みやすく」するためには、取材内容について、じっくり調べて、理解しなければなりません。その上で、読者が理解しやすい表現を選んで、書いているのです。一冊の本を書くと、三キロは体重が減ります。

香山リカ氏の本で『文章は写経のように書くのがいい』（ミシマ社）という、とんでもない内容の本がありますが、私も、香山氏が言うように、「写経のようにスラスラ書けたらどんなに楽だろう」と、原稿を書く度に思います。三島由紀夫のような天才ならば、そうした芸当もできるのでしょうが、一介の職業ジャーナリストでは、素手《すで》で雲をつかめ、というような無理難題です。

私は、うつがひどい時も取材をしました。ある社長のインタビューをしなければならなかったのですが、その時は、取材時間の一時間前に近くの喫茶店に入り、精神安定剤を適量の三倍以上飲んでから、場に臨みました。人に会うだけでも億劫感と不安感が強く、ましてや人と話をする仕事ですから、半ば神経を麻痺《まひ》させておかないと、まともな取材ができなかったからです。

泣きながら、原稿を書いたこともあります。

それでも、仕事を休まなかったのは、休めなかったからです。仕事の依頼が殺到したわけではありません。私のような無名で賞も取っていないジャーナリストに、仕事を依頼してくる出版社は非常に稀《まれ》です。たいていは、次の仕事を受注するために、企画の売り込みもしなくてはなりません。自転車操業そのものです。ベストセラーでも書ければ別ですが、コツコツと地味な記事や本を書いているだけでは、年間収入も不安定で、決して贅沢ができるほど稼いではいません。それでも、書き続けないと生きていけないから、うつを理由に特権意識を行使する余裕など、ありませんでした。

そんな仕事をしてきた私の目から見たら、「定年まで休職」というのは、なんて企業というのは、優しいのだろうと思わずにはいられません。

これを読んで、「サラリーマンのつらさもわからず、勝手なことを書くな」とお怒りになる方も多いでしょう。企業にいれば、人間関係の煩《わずら》わしさや自分の意に添わない仕事をこなさなければならない不満、労働量に対して支払われる賃金の安さなど、サラリーマンにはサラリーマンのつらさがあることも承知しています。だから、私はサラリーマンを否定しませんし、軽蔑もしません。ただ、フリーだから、自由勝手に仕事をして、楽だなという誤った先入観を捨てて欲しいだけです。フリーにもフリーのつらさ、悩みがあるのです。どちらが大変かを比べても、無意味ではないでしょうか。

ただ、うつに関しては、休職という手段を使えるだけ、サラリーマンは、フリーよりは恵まれています。私もうつがひどい時に、誰かが毎月、お金をくれるなら、休職したかったですが、そんな誰かはいませんし、親から莫大な財産を受け継いだわけでもないので、ひたすら働き続けました。

このように、同じうつでも、企業の保護がある立場と、ない立場では、特権を行使できるか否かに差が出るのです。

うつの特権も「金次第」というのは、そういう意味が込められています。

「新型うつ」になる人の多くは、企業の休職制度をフルに活用する知恵を持っているようです。中には無職で親の庇護を受けながら、「新型うつ」と診断される人もいますが、その人にしろ、親からの金銭的支援があればこそ、「新型うつ」であり続けられます。

ただ、社会問題として「新型うつ」を考える時、やはり優先的に対策を取らなければならないのは、企業における「新型うつ」でしょう。なにしろ、比率から言えば、企業の「新型うつ」が絶対的に多いのは、臨床医などの話からも明白です。だからこそ、企業では困惑して、社会問題になっています。休職という経済的保障があるので、休んでいる間も、自由気ままに振る舞えるのでしょう。これがなければ、いくら自己愛が肥大していても、遊んでいる場合ではないと気づくはずです。そう考えると、企業の安易なうつ対策（とにかく診断書があったら休ませろ）が、「新型うつ」を生み出す牽引力になっている点も忘れてはならないと私は思います。

うつの連鎖で、職場が破綻していく

ある程度の財政力がある企業に属していれば、休職制度を利用できます。これを逆手にとって、「悪用」しているのが「新型うつ」です。しかし、リーマン・ショック以降、日本経済が急激に悪化の一途を辿《たど》っている現在、状況は徐々に変わりつつあります。

まず、最近、顕著になってきたのが、休職がなかなか認められなくなってきたという動きです。その理由としては、二つの要素があります。

ひとつは、休職者が多くなりすぎて、企業が悲鳴を上げ始めた現状を直視しなければならないでしょう。行きすぎたリストラで、どの企業も人手不足に悩んでいます。さりとて、それを補う正規採用はコストがかかるので、簡単にはできません。

先日、新宿にあるハローワークに行ったのですが、月曜日だったせいもあるのかもしれませんけれど、フロアーに人があふれていました。具体的な求人募集のデータを見るためのパソコンが二〇〇台くらいありましたが、まったく空きはなく、一時間は順番待ちをしなければなりません。その間、じっと待ち続け、ようやくパソコンに向かっても、求人数が絶対的に少なく、どの人も食い入るように画面を凝視していました。メディアなどでは、政府の発表を鵜呑みにして、求人数の増加傾向が見られる、といった楽観的な報道をしていますが、この光景を記者が自分の目でみたら、その政府発表とのズレを肌で感じるはずです。

就活を終えた女子大生と話した時も、厳しい現実を目の当たりにしました。彼女は、通算して、何十社も面接を受けたそうです。やっと内定を取り付けたのは、アパレルといえば聞こえがいいですが、ショッピングモールの店舗スタッフでした。彼女の専攻は経営学です。

せっかく大学で経営について多くのことを学んだのに、就職したら、仕事といえば、客が試着して買わなかったブラウスやスカートをたたみ直して、ショーケースに戻すだけ。これでは、三年もしないで辞める若い社員が増えるのも、無理からぬことではないでしょうか。

社員を減らす一方で、若い社員や経験者は雇いません。そのため、人手不足で、残っている社員たちの仕事量は、加速度的に増えていきます。残業しなければこなせない量の仕事が山積していますが、企業としては残業代を払いたくありません。そこで、定時になったら、いったんタイムカードを押させて、退社したことにします。もちろん、帰れません。そのまま、仕事をしますが、その時間帯は賃金に換算されない、「サービス残業」です。明らかな労働基準法違反が、常態化しています。これに文句を言おうものなら、またリストラしてしまい、どんどん社員が少なくなって、仕事量も増えます。

その結果、精神的にも肉体的にも耐えられなくなってきた社員が、精神科を受診して、うつの診断書を書いてもらい、休職したいと上司に申し出るのは、まさに決死の思いでしょう。以前なら、ほとんど認められた休職ですが、財政力の落ちている企業では、休職を認めないところも出てきました。上司が温情のある人で、人事を説得して、なんとか休職が認められることもあるでしょうが、診断書には三カ月の休養が必要と書かれていても、実際には一カ月しか休めないといった期間短縮型が増えています。これでは、「新型うつ」ならともかく、従来型うつだった場合、十分な休息とはいえないケースも出てきます。

一カ月後、まだフラフラする状態で、社員は職場復帰します。うつの職場復帰は慎重に行なわなければならないのが、企業のメンタルヘルスでは常識ですが、余裕のない企業では、いきなり復帰した社員に一二〇％の能力を求めがちです。

また、従来型うつで休んだ人は、同僚に負い目を感じていますから、その期待に応えようと懸命な努力をします。当然、破綻をきたすのは火を見るより明らかです。また、症状が悪化して、働けなくなります。もう休職という手段は使えそうにありません。そうして、また一人、有能な社員が辞めていくのです。残された同僚たちの仕事量は、ますます増えます。正社員は雇いたくないので、派遣社員で穴埋めをしようとします。ただ、派遣法が改正されて、正社員ほどには、無理な働かせ方ができなくなりました。派遣社員のやり残した仕事は、正社員が負わざるを得ません。

結果的に、うつの連鎖が起きて、その職場は壊滅状態に陥ります。そうした部署が増えれば、ドミノ倒しのように、全社的に厭世観《えんせいかん》が広がり、モチベーションは低下して、業績は悪化。やがて、倒産という末路も決してあり得ないことではなくなってしまうのです。

社内メンタルヘルスの重要性に気づかない

この休職が認められなくなってきた理由の二つ目は、「新型うつ」情報の誤解から生じます。そもそも社員のメンタルヘルスなど、関心がない経営者ならば、「新型うつ」についての知識は、メディアの簡略化した、断片的なものでしかありません。

「なんだ、休職中に遊んでいるなら、休職なんてさせるな」

鶴の一声で、休職制度が廃止になる企業も出てくるでしょう。そうなると、「新型うつ」の人は、不満を抱きつつ、働かなければなりません。第三章でも書いたように、同僚たちも、うつに対して厳しくなっています。なにしろ、自分たちもうつじゃないかと、内心、ヒヤヒヤしているからです。他人のことまで知らないよ。こうした人間関係に傾斜した職場で、生産性があがるわけがありません。

そのうち、「新型うつ」の人は我慢ができなくなって、さっさと辞めてしまいます。こういう人はまだ若いので、転職の可能性も他の中堅社員より大きいからです。抜けた穴は、派遣社員か、また若い社員を雇うことで補われます。満足に教育をする余裕が職場にないので、右も左もわからないまま、仕事をさせてしまい、職場は混乱します。それを収拾するためには、管理職や中堅社員が、負担を覚悟しなければなりません。すると今度は、若い社員ではなく、管理職や働き盛りの中堅社員たちが倒れていきます。その先は、やはり企業の経営が傾くといった悲劇的な未来しか残されていないかもしれません。

こうした現象は、既に始まっているとはいえ、まだ少数派に属しています。特に大手企業では、この期に及んで、楽観的な経営者がメンタルヘルスの重要性に気づいていない場合が、ほとんどだと言っていいでしょう。経営者の関心は、当面の業績をどうしたら回復できるか、といった近視眼的なものでしかありません。瀕死の状態にある患者に、モルヒネを打っておけばなんとかなる、といった発想にすぎません。これでは、遠からず、患者は死にます。企業も同じことです。

「新型うつ」もどんどん増えて、同僚たちの怨嗟《えんさ》が表面化していくでしょう。慌てた経営者がやることと言えば、「うつ切り」です。「新型うつ」も従来型うつも一緒くたに切り捨ててしまえばいいと、短絡的に考えたとしたら、もはや大手企業であっても、致命的な損失を被《こうむ》ることは間違いありません。なにしろ、うつの人には有能な社員が多いのですから、「この会社にいたら、殺される」と目先の利く人なら、もっと条件のいい企業（外資系が今、そうした人材を手ぐすね引いて待っています）に転職していくでしょう。残ったのは、うつにならないけれど、仕事もできないといった無能な社員ばかりかもしれません。これを株主たちは容認するでしょうか。社長をはじめ、役員のクビが簡単に飛ぶ時代がやってきてもおかしくありません。

もし、企業が将来的にサバイバルしようとするなら、メンタルヘルスを無視できない時代になっていると認識すべきです。メンタルヘルスに力を入れた企業は、この先も有能な人材を維持して、生き残っていく可能性があります。

可哀想なのは、「新型うつ」の人たちです。

彼ら・彼女らは、時代背景や生育歴に、その問題の根があるのですから、シビアな企業環境の中で、生き残れるかは未知数でしかありません。「新型うつ」の人たちも、人間関係性としては、「困った人たち」ではありますが、能力的には優れている人も少なからずいます。その人たちをむざむざ、つぶしていったのでは、問題の解決にはならないと思います。

第五章では、「新型うつ」の人たちをどうサバイバルさせるかについて、考えていきましょう。

第五章　「新型うつ」社員を職場復帰させる方法

「切り捨てればいい」ではあまりに無策

休職制度を巧みに使って、自由を満喫している「新型うつ」は、その穴埋め仕事をこなしている同僚たちにとってみれば、「困った人」を超えて、今や「とんでもないヤツ」という怒りのレベルに達しつつあります。

企業にしても、新規採用した若い社員に、こうした「新型うつ」が増加するとしたら、企業全体の生産性を下げ、有能な中堅・ベテラン社員が転職するなど、大事な戦力を失う危険性もはらんでいるのは事実です。

では、「新型うつ」と思われる社員を、どのように扱ったらいいのでしょうか。

従来型うつと同じように、復職させて徐々に仕事量を増やしていけばいいかといえば、そもそも病態が違うのですから、同列には論じられません。復職しても、自分の要求が通らないと感じている「新型うつ」の人は、またぞろ、仕事や待遇に不満が高まって、問題行動を起こしたり、再び、休職を要求してくる可能性は十分あり得ます。それが繰り返されればされるほど、職場に残っている社員たちの「新型うつ」に対する悪感情もピークに達して、それは当然、上司や経営トップたちへの不信感に結びつくでしょう。

だからといって、「新型うつ」を切り捨てればいいではないか、と考えるのは早計です。

うつの社会理解がきちんとされていない現状では、「新型うつ」も従来型うつも一緒のように考えられていることは、これまでも何回となく書いてきました。従来型うつの人は、頑張る人です。頑張りすぎて、心がオーバーヒートしているから、うつの症状で苦しんでいます。そういう人こそ、休息が必要です。そして、心の疲労が取れて、働けるようになったら、また頑張ってくれる人材にきっとなるでしょう。そういう従来型のうつも、「新型うつ」と同じにしか思っていない上司や経営トップがいたら、みすみす大切な人材を失ってしまうことになってしまいます。

第二章の最後で触れたように、「新型うつ」は本人の責任というより、社会であったり、親であったり、本人の好むと好まざるとにかかわらず、「新型うつ」的心性を刷り込まれてしまった「被害者」として見ることもできます。

これはべつに「新型うつ」を肯定したり、擁護《ようご》したりしているのではありません。

私自身、うつ患者（今はほとんどよくなっていますが）としても、多くのうつ患者の苦しみを取材してきた立場からしても、そして「新型うつ」に惑わされ、迷惑を被《こうむ》っている社員たちの声を聞いてきた経験からも、現状のまま、手をこまねいて「新型うつ」を放置しておくべきではない、という考え方には変わりありません。

しかし、「新型うつ」の人にも、「再チャレンジ」の機会は与えられるべきでしょう。そのノウハウさえ心得ていれば、「新型うつ」から脱して、今度は有能な社員として、企業の業績に貢献してくれる可能性が高いのです。「新型うつ」の社員というのは概して、優秀な大学を卒業して、入社試験の成績も良かった人が多いようです。

第三章で取り上げた企業のメンタルヘルス対策アンケート結果を思い出してください。職場にコミュニケーションが少なくなり、社員を育てる余裕がなくなっていましたね。「新型うつ」を問題視するなら、そうした職場環境の劣悪化も問題にすべきではないでしょうか。腐った枝葉を切り捨てても、幹が枯れかけていたのでは、その木はいつか倒れてしまいます。

「新型うつ」を上手に「再チャレンジ」させることで、社内にメンタルヘルスの必要性が高まり、職場全体を覆っている不穏な空気を一掃するきっかけになるかもしれない、というのは楽観的すぎるでしょうか。

これまで、「新型うつ」の特性や何が原因となって引き起こされた症状かについて書いてきました。続いて、そうした知識を前提に、社内のメンタルヘルスに詳しい人たちの意見から、「新型うつ」の人に実践的な「再チャレンジ」を促す方法を探っていきましょう。

休職前の仕事ぶりが影響する

まずは、ちょっとシビアな意見から、紹介しようと思います。

企業のメンタルヘルスに関するアドバイザー的存在である楠木新《くすのきあらた》氏は、現役の会社員です。楠木氏自身、かつて抑うつ状態に陥り、都合、三回の休職を経験しています。休職を終えて、平社員として復職しますが、しばらくして上司から打診された役職復帰の話を、「自分の好きなことがしたいから」という理由で断ったという、変わった経歴の持ち主です。しかし、三回も休職したにもかかわらず、現在は再び、管理職に返り咲き、毎日の仕事をこなすだけでなく、二〇〇人以上のビジネスパーソンに聞き取り取材をして、これからの企業経営には、メンタルヘルスの視点が必要不可欠だと主張しています。また、社員の側も四〇代以降になったら、企業の歯車として終わるのではなく、企業に属しながら、自分なりの生き方を模索して、実践する必要性も説いています。そのため、楠木氏は「こころの定年評論家」としても、有名です。近刊の著書に『会社が嫌いになっても大丈夫』（日経ビジネス人文庫）があります。

その楠木氏に「新型うつ」の対処を聞きました。

「まず企業が、そうした心の問題に対して、何ができるかを議論の出発点にしなければならないと思います。企業は、その組織目的の達成と利益追求を目指しています。一方で社員は、会社の仕事だけが原因でメンタル不全になるわけではありません。自分自身の生き方や家族の課題、経済的な問題などが複合して絡《から》んでいる場合が少なくありません。企業は、そこで働く社員の個人生活まで立ち入ることはできませんので組織として取り組むには限界がある、ということが前提です」（楠木氏）

それに、多くの社員が精神的余裕を失っている現状では、同じ部署にうつではないか、と疑われる人がいても、「気づかない、または気づかないフリをするのが普通」（楠木氏）という事情もあります。他人のことまで考えていられない、厳しい企業環境がうかがえます。

ただ、表面的には淡々としていても、内心では「新型うつ」を「けしからん」とか「しょうがないや」と思っている可能性はあります。それをわざわざ、問題化していないだけです。第三章で示した企業アンケートの結果、「職場の助け合いが減少している」というデータが、この説を裏付けています。

では、「新型うつ」を受け入れるか、排除するかの分岐点はどこにあるのでしょうか。楠木氏はこれについて、「休職する前の仕事ぶりが復職後の扱いに影響してくる」と、いたって冷徹な判断をしています。

「新型うつ」だとしても、職務に取り組む姿勢が前向きで、仕事がしっかりできるなら、上司や周囲の仲間は、なんとかフォローをするでしょう。しかし、仕事に対する姿勢が普段からいい加減なのに「新型うつ」を乱用するなら、上司も仲間も決して彼の病状を受け入れないだろう、楠木氏はそう分析しています。

「新型うつ」が認められるかどうかは、医療の課題ですが、実際の仕事場では、常識的な判断が下されています。少なくとも、「新型うつ」を訴えることで、暢気《のんき》に休職を謳歌できた時代は、もはや過ぎたと考えてもいいでしょう。

職場の「協調性」を説得材料にしない

もっとも、せっかく採用した人材を簡単に切り捨てるのは、もったいないことです。「新型うつ」の乱用を繰り返さないために、どのような具体的方法があるのでしょうか。

ＥＡＰ（従業員支援プログラム）業界では最大手である「ピースマインド」（東京都中央区）の総合研究所所長で、臨床心理士の渋谷英雄《しぶたにひでお》氏は、実際に多くの企業で「新型うつ」に困っているケースを見てきました。ＥＡＰは、メンタルヘルスの必要性が企業に高まる中、自社では対応できない心理カウンセリング業務を代行したり、全社的なメンタルヘルス対策の立案などを提供する、「心の時代」ならではの新しい業態です。

渋谷氏は、数多くの企業で、うつなどのカウンセリングを行なってきました。そうした経験から、「新型うつ」が年々、増えていることを実感していると言います。比率で表わすと、現状は、「新型うつ」が七割に対して、従来型うつは三割と、圧倒的に「新型うつ」の増加がみられるそうです。

「五年くらい前ですと、うつに関する相談やカウンセリングは、過労などによって抑うつ状態に陥ってしまった、いわゆる従来型うつがほとんどでした。それがここ一〜二年は、このままの自分でいいのか、といった自己分析をしたがる人が多くなっています。そうした人の年齢層は、二〇代から三〇代。男女比は半々くらいですね。特徴としては、優秀と目されて入社した社員が多いように感じます」（渋谷氏）

優秀だが、今の仕事には満足しておらず、自分にとって最適な仕事は何かに悩んで、抑うつ状態を発症しているのですから、これは典型的な「新型うつ」と言えるでしょう。

こうした「新型うつ」的な人たちに、渋谷氏は次のような対応を、上司や企業の上層部に提案しています。

・遅刻や明らかなサボタージュ的な欠勤が月に何回以上あったら、処分の対象となることを明確化する

・だらだら欠勤している場合、強制的に休職させることを、現場の直属上司ではなく、人事部が通達して、企業の基本方針を明示する

・職場で感情的な不満があれば、上司が対応するのではなく、人事部が聞き取り調査を行ない、企業としての判断を示す

これらに共通しているポイントは、従来、職場の問題は、その職場ごとに「協調性」という視点で解決しようとしてきましたが、これを廃して、企業の意思を代弁する人事部を窓口にして、曖昧な形での妥協案は示さない、ということに尽きます。下手に直属上司が、温情的に「協調性」を説得材料にすると（特に就業時間外に対応すると、それだけで「新型うつ」の社員は、「自分は特別なんだ」と錯覚する場合が多いので、必ず、就業時間内に処理することが大切です）、「新型うつ」の社員が休職した場合、残された社員たちに、「なんであいつだけ特別扱いするんだ」といった不満が高まり、生産性が低下するからです。また、人事部扱いにすれば、自分の部署内では許されるだろうという「甘え」を「新型うつ」の社

員に与えず、全社的な問題として「社会人のけじめ」をつけなければ、自分の立場が悪くなることを、ストレートに実感させるためでもあります。

このような処置を取っても、「新型うつ」の社員に改善が見られない場合は、やはり、直属の上司が判断するのではなく、人事部レベルにすぐ任せます。人事部で、心理カウンセリングが必要と認められたら、個別にカウンセリングを行ないますが、一般的にカウンセリングの基本とされる「傾聴と共感」は、「新型うつ」については、通用しません。

「こうしたクライアントの場合は、本人の言いたいことをいくら聞いても、それは単なるわがままでしかないからです。わがままが通らず、問題解決しないならば、いくらカウンセリングを重ねても、意味はありません。むしろ、カウンセラーは、『新型うつ』の社員が引き起こしている問題について、『直面化』といいますが、はっきりとここがあなたの問題点で、損をしている部分だと指摘するほうが、効果的です」(渋谷氏)

ボクシングでいえば、ブローを続けていたのでは、相手にはちっとも効き目がない。そこで、効き目のある強烈なカウンターパンチを与える、一種の「ショック療法」です。

基本的に「新型うつ」の処遇については、人事部預かりにしますが、業務上でも問題(サボタージュや無断欠勤など)には、上司がこの「直面化」を行なって、本人に現実の厳しさを気づかせるのも効果的です。

このままでは「不良在庫化」する

ここには「うつには優しく」という曖昧な許容性はありません。「社会人なのだから、ルールには従ってもらおう」と、きっぱり「周囲の優しさに依存する気持ち」を断つことが重要になってきます。ルールを明確化すると、「新型うつ」の人は意外と素直に従う傾向があります。なにしろ、「いい子」で育てられ、母親から与えられた課題をこなすことには慣れていますから、それを守らないと、母親ならぬ、企業が本気で怒るぞ、と肝に銘《めい》じたら、企業のルールを母親の課したルールと同一視して、自己調整をするためでしょう。かえって、問題を複雑化させているのは、従来の人材管理法しか思いつかない上司の責任でもあるのです。

「こうした厳しい処置は可哀想だと、情けをかけることはかえって問題を複雑化させます。職場の上司が絶対やってはいけないNG行為にも注意が必要でしょう。

NGなのは、有能な人材だから、そのうち自分で気づくだろうと根拠のない期待をして放置したり、勤務を離れた日常生活でどんな時間の使い方をしているかについて、プライベートの領域だからと放任したりすることです。いくら有能でも、それだけにプライドが高いですから、自省を期待しても裏切られるにすぎません。そうすると、本人だけでなく、職場全体にもお互いの不満が昂じる結果を導いてしまいます。
また、プライベートの生活について知ることは、本人が企業に属する社員として、社会性をどれだけ持っているかの指針になります。休日はずっと自宅にこもって、インターネットだけしかやっていない、といった場合は、インターネットの中だけで社会性は完結しており、それも匿名性に隠れて、言いたい放題していることも考えられます。そうした生活を基本にしているならば、いくらリアルな社会性を説いても、本人にはちっとも理解できないと考えたほうが現実的でしょう」（渋谷氏）
日常レベルまで把握していないと、社内では猫を被《かぶ》っていても、ある日、突然、正体を現わして、職場を混乱の坩堝《るつぼ》に陥《おとしい》れてしまうかもしれません。対処も遅れて、いくら「直面化」をさせても、まったく通用しないことも考えられます。ところが、「新型うつ」の社員は、社員である、という権利を声高に主張しますから、自分から辞めることはほとんどありません。結局、休職ばかりして、働かないにもかかわらず、給与を支払い続けなくてはならない存在、つまり、企業にとっては「不良在庫化」してしまう危険性もあるのです。
こうした対処は厳しいと感じる人もいるかもしれませんが、企業財政が悪化している現在では、逆に「優しい」対応かもしれません。なにしろ、きちんと職場に戻してあげようと、企業が努力してくれているのですから。

もっとシビアに「新型うつ」を考える企業ばかりになったとしたら、「優しい」対処などしてくれません。簡単に「社内規定に反するので解雇」されるだけです。そうなっては、社員という特権が剝奪《はくだつ》されるわけですから、給料をもらいながら、生活をエンジョイ、という「新型うつ」が求める権利が行使できなくなります。再就職先が、また休職を認めてくれればいいですが、先に書いたように、企業の人材採用は、かなり厳しくなっています。ましてや、「新型うつ」（とは自己申告しないでしょうが）で辞めた形跡があれば、まず雇用する企業はありません。条件はどんどん悪くなります。休職制度がない会社に勤めなければならなくなるかもしれません。そうした企業では、仕事内容は、「新型うつ」の人が求めるものとは一層かけ離れた、不本意なものになるでしょう。不満が高まり、やがてその会社も辞めて、友人もおらず、信用してくれる人もいなくなり、第一章で林公一氏が指摘していたように、社会から「孤立化」してしまう恐れもあります。

そのほうがよほど、厳しいのではないでしょうか。

企業の存亡を左右する「うつ対策」

最後に、社会学者の立場から、「新型うつ」の行く末を考察してもらいましょう。

近畿大学経営学部講師で、メンタルヘルスと企業労務の関係に詳しい大野《おおの》正和《まさかず》氏は、うつが社会問題化する前から、企業とメンタルヘルスの関係に興味を持ち、地道に研究を重ねてきました。その成果を三冊の本にまとめています。『過労死・過労自殺の心理と職場』（青弓社）、『まなざしに管理される職場』（青弓社）、『自己愛（わがまま）化する仕事』（労働調査会）です。どれも読みやすく、これからの企業には不可欠な要素であるメンタルヘルスと労務について解説していますから、経営トップをはじめ、管理職・人事担当者は必読だと思います。

既に、これまでの記述に散見されることですが、「新型うつ」の蔓延は、医療的な問題に留《とど》まらない、社会病理であると大野氏もとらえています。

「メディアでうつに関する報道が多くなるなど、うつの啓発の機会が増えるのは、いいことに違いありませんが、その反作用として、安易にうつを〝逃げ場〟にしてしまう人も生み出しています。政府レベルでもそうした動きが始まっており、ますますうつと診断される人は増えていく可能性はあります。そうして、うつの顕在化が進めば、やはりうつの疾病利得を

利用しようとする人も出てきます。そのひとつの具体的な現われが、『新型うつ』なのではないでしょうか」（大野氏）

ただ、大野氏が言及していた政府レベルのうつ対策の内情は、関係官庁に取材したところ、以下のようなお粗末ぶりでした。

【うつ基本法】……朝日新聞が二〇一〇年二月五日にネット配信した記事によると、「原口《はらぐち》一博《かずひろ》総務相は五日の自殺総合対策会議で、うつ基本法とひきこもり基本法の制定に向けて検討を始めるべきだと提案した」となっています。ところが、菅政権に移った現在も原口氏は総務省大臣の職にありますが、総務省では「まったく何もしていない」という回答でした。内閣府にも尋ねましたが、こちらも同様です。新聞発表になった大臣発言にもかかわらず、何もしていないのです。検討すら行なわれていません。これは大臣として、責任があるのではないでしょうか。

【自殺・うつ病対策プロジェクトチーム】……これは厚生労働省の主管です。二〇一〇年一月に発足して、「企業の健康診断にメンタルチェックを盛り込む」ことを検討していますが、実施時期は未定です。

このような事実を確認すると、大野氏が憂慮していた「うつの疾病利得を利用する人」はまだそんなにいないと思いますが（もっとも、第四章で書いたうつ患者や「新型うつ」はまさしく、うつの疾病利得利用者です）、メディア報道だけでもかなりの影響力がありますから、うつの疾病利得を意識的、無意識的のどちらにしろ、利用するようになった「新型うつ」が蔓延しているのは、うつ啓発の展開と無関係ではないでしょう。

こうした社会状況が生まれると、どのようなことが起きるのでしょうか。大野氏は次のように予測します。

「個人主義と共同体としての意識に狭間《はざま》ができます」（大野氏）

つまり、うつ患者の思惑と企業（家族でもいいのですが、本書は企業の社員に焦点を絞っているので、敢えて企業としておきます）の思惑にズレが生じて、うつ患者が求めているものと、企業の対策に齟齬《そご》が生じてしまうのです。

さらに、リーマン・ショック以降、企業は目先の利益しか考えなくなりましたから、時間のかかるうつ患者の対応をする余裕がなくなり、その齟齬は一層、拡大していると言えるでしょう。

わかりやすく書き直せば、企業は社員のうつをまともに対応できる状態ではなくなったということです。うつになったら、とにかく「休め」としか考えず、復職には慎重な対応が必要なのですが、そうした確立した方法論すら持たずに、とにかく復職したら目一杯、働かせるので、必然的に再発したうつ患者が次々と辞めていきます。一方、「新型うつ」のような、これまでのうつ概念には入らない症状が現われても、従来通りの対応しかできず、休職中に海外旅行といった、職場に残された社員の怒りをたぎらせる種（すでに発芽して、職場が壊滅している企業もありますが）を蒔《ま》いてしまいました。うつの一般化（それは実質的な理解とはおよそかけ離れていますが）によって、「新型うつ」は生まれるべくして、生まれたというのが、大野氏の考えです。

では、将来的に「新型うつ」をふくめ、うつ対策はどのようになっていくのでしょうか。

「これだけ、うつによって生産性が低下すれば、さすがに鈍感だった経営陣も、うつを真剣に考えざるを得なくなるでしょう。真剣に考えた挙げ句、企業が選ぶ道は二つあります。ひとつは『派遣切り』のような『うつ切り』です。非常に安易な方法で、当座は問題解決したかのように思われるかもしれませんが、そうした『うつ切り』をした企業は、有能な人材を失い、若い大学生たちの目から見て、非人道的な企業と敬遠されて、リクルートにも影響が出てしまい、ますます有能な人材が集まらなくなります。無能集団化した企業は、生産性をさらに低下させて、存続すら危うくなるかもしれません。二つ目の選択は、短期的にはコストがかかりますが、長期的には企業の発展に結びつくものです。うつを生まない労働環境を作るだけで、従来型うつの発生ばかりでなく、『新型うつ』にも対応するノウハウを備えて、生産性は高まります。どちらの選択肢を選ぶかは、まだ未知数ですが、今後、加速度的にうつ患者が増えていくならば、何らかの決断を経営トップは迫られるでしょう」（大野氏）

次ページに、大野氏が考案した「新型うつ」への対処法五カ条を付け加えておきましたから、是非、参照してください。

大野氏の話から伝わってきたのは、「経営トップのメンタルヘルスに対する考え方次第で、企業の存亡は左右される」ということになるでしょう。

「それゆえ、経営トップの意識改革が、今こそ、必要なのです」（大野氏）

うつセミナーで、「うつになるヤツなんて辞めさせてしまえ」と発言していた役員の話を紹介しました。このような無能な経営幹部が、まだ日本中で生き残っているのです。こういう「目先の利益」思考が改まらない限り、結果として企業の業績は低下していくでしょう。序論にも書きましたが、やがて日本は、経済的に外国から「植民地化」される日も遠くないのではないかと心が痛みます。

「新型うつ」にまつわる
正しい対応マニュアル五カ条

1．「新型うつ」の本質を知る 〜いたずらにメディアの情報や自己申告に踊らされず、言動・行動にどんな特徴が見られるか、従来型うつとの比較をしながら、慎重に見極めて判断すること〜
2．安易にうつとして特権化しない 〜「新型うつ」もうつのつらい症状があるのだろうから、といって腫れ物に触るような特別扱いをしていては駄目。できることはきちんとやらせるのがポイント〜
3．仕事の成果をきちんと認める 〜「新型うつ」は自己肯定欲が強いので、きちんと仕事の成果をあげたら、それをストレートに褒めることも大切。発症を防ぎ、休職せずに済む対策になる〜
4．「新型うつ」で休職した穴埋めで働く職場のチーム評価を高める 〜もはや「新型うつ」を心情的に許容できないくらい、職場に残って働く社員の心も疲弊している。十分に労をねぎらい、評価することでうつの連鎖を防ぐ〜
5．社会人の立場と個人の立場を明確化させる 〜「新型うつ」はいわば「大人のフリをした子ども」。社会と個人ではルールや価値観が違うことを明確に伝えて、公私のけじめを再教育する〜

（作成：近畿大学経営学部講師　大野正和）

終論　「新型うつ」だけが問題なのか

「排除して終わり」という論理の落とし穴

本書の取材過程から、私はずっとジレンマに悩まされてきました。

確かに「新型うつ」は困った現象です。従来型うつの人も迷惑するし、休職しても、実際は遊び回っている人のために、残業が増えた同僚も納得がいかないでしょう。それどころか、怒りさえ感じている人も少なくないと思います。その上、先にも書きましたが、「新型うつ」に振り回されて、従来型うつになってしまう「二次被害」すら起きています。

だから、「新型うつ」とは何かをきちんと知り、それにどのような対処をしていけばいいのかを解説したのが本書です。

その目的を達成するために、「新型うつ」を生み出した日本社会についても考えていたのですが、そこで私は戸惑いを感じてしまいました。

第五章でも触れましたが、「新型うつ」には社会（企業）のルールに従わないと生きていけないのだ、という「再教育」が必要です。自己主張をするのは構わないが、社会（企業）で生きていく以上、ある程度、自己主張を捨てる必要性もある、というのが「再教育」の根幹です。いわば、長いものには巻かれろ、と感じなければいけません。

実践的に考えれば、それも当然でしょう。みんながみんな、自己主張して、自分の利益だけ獲得しようとしたら、社会（企業）は成り立たなくなってしまいます。

どこかで、我慢するスキルを会得することが、社会人としては必要条件です。

その正当性は、よく理解できるものの、「新型うつ」が自己主張を捨てて、従わなければならないとしている社会（企業）は、果たして健全なのでしょうか。

社会（企業）にも、病理はないのでしょうか。

私は本書で何度となく、日本人は「なあなあ」な心性で生きている、と批判的に書いてきました。政治家が汚職をしても、「私たちには関係ないから、検察とか、偉い人たちが追及してくれるだろう」と「なあなあ」で済ませていませんか。

民主党が政権奪取の際に公約した（マニフェストというヤツですね）「子ども手当」は支給されるようになりましたけれど、実際は支給額が半額まで値切られました。これについても、「財政的に無理なんじゃ、しょうがないんじゃないの」と「なあなあ」で済ませていませんか（生活保護で子どもを養っている親にしてみたら、いきなり半額というのは、生活設計をやり直さなければならないくらい、乱暴な決定です。それを国民に了解もなく、民主党と官僚たちは独断で行なったのに、やっぱり「なあなあ」ですか）。

政治家や政府だけではありません。

「新型うつ」が「再教育」のお手本として従わなければならない企業自体、不祥事が連続しているのではないでしょうか。

鶏肉の産地を偽装して出荷した業者。健康性で売っていた植物油に毒性が含まれる成分を入れていた食品会社。顧客の個人情報を何万人と流出していた信販会社。一酸化中毒の恐れがあるのに、きちんとしたメインテナンスをせずに、死者を出したメーカー。

数え上げたら、次から次へと、企業の不祥事（モラルハザード）が思い浮かびます。

メディアでは、そうした企業のトップたちが、記者会見で頭を下げている姿ばかりが繰り返し、見せつけられます。

そんな企業のルールに従うことで「新型うつ」は克服できても、果たして「健全な社会人」になれるのでしょうか。

そもそも「健全な社会人」とは何ですか。

企業をむしばむもの

日本の企業で不祥事や問題が起きると、メディアが社員たちのコメントを取ろうと追いかけますが、誰一人として自分の意見を言う人はいません。従業員出入り口から、犯罪者のように、カメラを避けて会社に逃げ込んでいく映像が、脳裏をよぎります。その点、アメリカ人は、国民性が違いますから、同列には論じられませんが、自動車メーカー最大手のＧＭで、経営危機のために工場従業員たちを大量にレイオフした際には、工場で働いている「普通」の人たちが、堂々とカメラに顔をさらして、会社批判をしていました。日本との違いを痛切に感じたものです。

江戸時代には、不正を密告するために「目安箱」というものがありました。その現代版のつもりでしょうか、二〇〇六年に「公益通報者保護法」という法律が作られています。企業の不正を内部告発した社員を保護するためのものですが、その事実を企業が知って、報復的に告発した社員を処分できないようになっている一方で、保護の定義が曖昧なため、実際には解雇に追い込まれるケースなど、抜け穴が多いとされています。ザル法ではありますが、そうした法律の成立によって、企業でも「コンプライアンス（法令遵守《じゅんしゅ》）」という倫理性を高める考え方が広まりました。「コンプライアンス室」が設けられ、そこに自社の不正を告発しても、おとがめを受けないと、設置した企業は説明していますが、そんな綺麗事《きれいごと》を信じる社員は誰もいません。

私の高校時代から付き合いがある友人は、大手証券会社に勤めていますが、そこにも「コンプライアンス室」があります。私は素朴に「不正を告発する社員はいるの？」と聞いてみました。すると、友人は呆れたように笑って、「いるわけがないでしょ」とあたかも愚問だというように答えるだけでした。「コンプライアンス室」に相談でやってくるのは、ほとんどが上司との不倫で悩んでいるＯＬだということです。会社とは仕事をするためにあるのか、不倫相手を物色するためにあるのか、私も呆れてしまいました。

そんな企業ばかりではないでしょう。健全に経営をしている企業が大半だと信じたい気持ちですが、これほど企業のモラルハザードが続き、「コンプライアンス室」がお飾りに過ぎない現実を知るにつれ、利益追求のためなら、法律違反も平気でする企業の体質に、怒りよりも失望ばかりが大きくなります。

そうした企業のルールに従うことを「新型うつ」は求められていくのです。従順に、企業のルールに従っていけば、企業内では問題は起きないかもしれません。その代わり、不正を知っていても、あるいは実際に不正を行なうのが仕事になっても、企業のルールだからと盲従して慣れてしまうことが、果たして「新型うつ」の克服より、社会にとって正しいことなのでしょうか。

そう考えると、私はとても複雑な心境になり、「新型うつ」を責めるだけでいいのか、という戸惑いを抱いてしまいました。

企業のモラルハザードは、メディアで報道されているより、もっと深刻です。メディアから発せられた「借り物」の情報ではなく、私自身が最近、被害を受けた企業のモラルハザードから、その深刻さを理解してもらいたいと思います。

個人情報を守秘しない出版社

フジサンケイグループに属する出版社に扶桑社《ふそう》（東京都港区）があります。若いサラリーマンが読んでいる「週刊ＳＰＡ！」という週刊誌を編集・発行している出版社だといえばわかりやすいでしょう。

その扶桑社で書籍編集長をしている人物に、先日、面会しました。企画の売り込みをするためです。当然、私は業務上の必要から名刺を渡します。そこには、フリーですから、致し方ないのですが、個人の携帯番号も記されています。この携帯番号は、仕事でも使っていますが、プライベートと業務用を使い分けるために携帯電話を二台持っているわけではありませんので、私的な連絡先でもあります。

その面談から、数日後、ある取材をしていた最中に、突然、関西のテレビ局スタッフを名乗る男性から、私の携帯に電話がかかりました。私が以前、扶桑社から出した本について聞きたいことがあるというのですが、そのスタッフとは面識もなければ、連絡先を教えた覚えもありません。不審に思った私は、そのスタッフ（と称する人物。なにしろ、電話ですから、本当にテレビ局のスタッフかどうか確かめることもできません）に尋ねました。

「どこからこの番号を知ったのですか？」

無名な存在である私の連絡先は、知人か、取材先か、あるいは仕事上で付き合いのあった編集者くらいしか知らないはずです。公に私の携帯番号は明かしていません。それをなぜ、面識もない人物が知っているのか、不思議です。

すると、そのスタッフ（と称する人物）は、平然と「扶桑社の○○さんが教えてくれました」と言うではありませんか。

思わず、耳を疑ってしまいました。その○○さんというのは、先日、面談した書籍編集長です。

メディアの仕事をしている人間には、法律で定められているわけではありませんが、「守秘義務」というモラルが不文律としてあります。取材などで知り得た個人情報は、本人の許可無く、第三者に伝えてはいけない、というのが、メディアで生きる人間にとっては、「基本中の基本」です。仮に、どうしても連絡先を知りたいという申し出があった場合は、本人に確認を取って、了解を得てから教えるのが常識であり、義務であると私は思っていました。ところが、扶桑社の書籍編集長は、私に無断でいとも簡単に、私の名刺を見て、果たして本当にテレビ局のスタッフかどうか、確認することもなしに、携帯番号を教えてしまいました。これが、メディアで働く人間ではなかったら、「名刺に書いてあったのだから、しょうがないか」と諦《あきら》めます。しかし、私の個人情報を安易に漏らしたのは、紛れもなくメディアの人間、それも編集長という管理職の地位にいる人物です。

私は扶桑社に抗議しました。私は業務として名刺を渡し、個人情報を提供したのです。それを社員、それも管理職が、メディアのモラルに反して勝手に漏洩《ろうえい》していたのですから、扶桑社の管理責任はないのかと問いただしました。

すぐに、以前から知り合いである、別の扶桑社社員から電話がありました（この人には携帯番号を教えていたからです）。

そして、忠告のつもりでしょうか、こんなことを言われました。

「会社を相手に騒ぎを起こすな。少しは大人になれ」

社員ならば、会社の電話番号で守られているので、私的な番号に知らない人物から電話がかかることはありません。ところが、フリーである私は、私的な番号も仕事の必要性のため、相手を信用して明示しています。決して不特定多数に教えているわけではありません。

繰り返しますが、メディアで生きる人間には「守秘義務」というモラルがあります。にもかかわらず、その編集長は、個人的な付き合いで教えたのではなく、扶桑社の社員として教えたのですから、会社の責任は問われるべきでしょう。

かなりすったもんだがありましたが、結局は私の泣き寝入りで終わりました。社会は力関係で成り立っています。無名なジャーナリストの個人情報など誰が知ろうと構わないと、巨大な力を持つフジサンケイグループをバックにした扶桑社側は考えたようです。この人たちには、「人権」という認識がないのかもしれません。

後日、その編集長から「扶桑社の封筒」で詫《わ》び状が届き、編集長個人の責任で問題をうやむやにされてしまいました。どうせならば、詫び状というのは常識的に考えて、白い封筒なりで書くものだと私は思っていましたが（私も何度か、取材の不備や記事の間違いで詫び状を書いた覚えがあります。その時は、必ず、直筆で、白い封筒に入れて送りました）、その編集長は「扶桑社の封筒」で、送ってきたのです。これは業務の一環として詫び状を書いたと、自ら露呈しているようなものではありませんか。それでも、扶桑社の企業としての責任は不問に付されたままです。

私は携帯番号を変えざるを得ませんでした。なにしろ、私はかなり攻撃的な記事を書いています。以前も、どこで漏れたのかわかりませんが、抗議と覚しき電話が、早朝の四時から深夜の二時まで、鳴り続けたことがあります。すべて匿名です。無言電話もありました。その被害を受けた経験があるので、私は携帯番号がまたいつ、どこから漏れるかわからない（特にメディア側から漏れるのは、扶桑社の一件で懲《こ》りました）ため、変えるしかありません。

しつこいようですが、個人情報の秘匿《ひとく》は、メディアでは「基本中の基本」です。モラルの最たるものに違いありません。それすら守れない人物が、名の知れた出版社の書籍編集長という管理職についているという事実をどう受けとめたらいいのでしょうか。

彼が「健全な社会人」なのだとすれば、やはり私が「不健全」ということになってしまうのです。

そして、扶桑社の知り合いに言われた「大人になれ」という言葉を思い出す度に、割り切れない思いになってしまいます。「新型うつ」の人から、「そんな大人にはなりたくないし、会社の言いなりにもならない」と言われてしまったら、私はこれに反論する言葉を見つけることができないでしょう。

急病人に水を売りつける航空会社

私は本書の取材で沖縄に行きました。その帰りに、関西で用事があったため、那覇発の神戸行きスカイマーク五九四便を利用しました。

その頃、私のうつはほとんどよくなっていたのですが、その代わりに、仕事のストレスが溜まりすぎて、神経症の一種である、食事が摂れない「拒食症」に苦しめられていました。食べられないだけでなく、匂いにも拒絶反応が出て、「パニック障害」を起こしやすくなっていたのです。そのため、那覇空港でチェックインの際、「パニック障害」が起きるかもしれない旨の申告をしておきました。「パニック障害」が起きると、呼吸ができなくなったり、心臓が締め付けられるような感覚にとらわれて、このまま死ぬのではないか、という恐怖にさらされます。

那覇空港を飛び立ち、平行飛行に移ってから、機内で飲み物の販売が始まりました。私の隣席は空いていましたが、そのもうひとつ隣の席に座った中年男性が、缶ビールを二本、買い求め、続けざまに飲み始めました。狭い機内で、ビールの匂いは容易に伝わってきます。私は気持ちが悪くなり、呼吸が乱れて、「パニック障害」を起こしてしまいました。以前、「パニック障害」について精神科医から取材したことがあります。精神科医によると、「パニック障害」の症状が出たら、水をゆっくり飲むと落ち着く、と聞いていたので、私はCAを呼んで、苦しい表情を浮かべながら、「水を一杯、ください」と頼みました。すると、CAは「お水はペットボトルで販売しております。お買い求めになりますか。お薬を飲むのでしたら、水をご用意していますが」と言います。私は薬を飲みたいわけでなく、一杯だけ水を飲めば症状が治まるのですから、ペットボトルを買うまではないと思いました。と言うより、苦しんでいる客に水一杯、与えず、買わせようとする企業姿勢が納得できず、水を飲まずに我慢することにしました。

それから一時間以上は、私にとって死のフライトでした。着ていたシャツで顔を覆い、ビールの匂いから逃れるように、窓に顔を向けて耐え続けました。息は絶え絶え、心臓は今にも止まりそうです。神戸空港に着いても、すぐに立ち上がれず、ほとんどの乗客が降りた後にやっと席を立てたくらいでした。

降機する際に、その便のチーフCAにつらくてしょうがないことを訴えるとともに、急病人にも水さえ売りつけるのかと、スカイマークの企業姿勢を明確にするため、客室サービスの責任者を呼ぶように言いつけました。チーフCAはさすがに慌てて、すぐに責任者に連絡して（たまたま責任者は休みだったらしく、神戸空港支社の旅客課から代理の女性がきました）、私は苦しみながら救護室で休まなければなりませんでした。その際、水が欲しいと言うと、チーフCAは無料でペットボトルをくれたのですが、それならなぜ、機内では売りつけようとしたのか、ますますわかりません。

とにかく、神戸支社ではなく、本社の正式な謝罪を求めて、救護室でその代理として現われた女性に、本社から回答する旨の一筆を書かせました。

それから数日して、スカイマークから回答書が送られてきました。ところが、本社対応を望んだのに対して、送り主は神戸支社の部署名も肩書きも記していない、名前だけ書いてある人物です。その文面を読んで、私も呆気にとられました。

まず、謝罪の一言も書かれていません。

「弊社と致しましても出来る限りのリクエストに応じるべくご対応をさせて頂きました」

やることはやったじゃないか、という開き直りです。その上、こんな文面が続いています。

「体調不良によりお水を服用されるお客様については緊急用に搭載しておりますお水のご提供ができますように別に飲料水の搭載を行っております」

水はあったのだから、それを断ったほうが悪いという論調です。

「また弊社では、全てのお客様を安全に目的地へお連れすべく日々精進しております。上野様におかれましては、この度の件についてお時間を頂戴し申し訳ありませんでした。次回ご搭乗の際、具合が悪くなられましたらお知らせくださいませ。状況によりご対応させて頂きます」

神戸空港で休まざるを得なかった時間を問題にしているのではないのです。機内で苦しんでいる乗客に水すら与えない、人間として最低の配慮すらないことを、企業としてどう考えるかを聞いているのだから、時間を割いたことを謝られても、本質的な謝罪にはなっていません。それどころか、次に具合が悪くなったら、「状況によりご対応させて頂きます」というのは、どういう意味でしょうか。

あまりの非人間的な回答に、私はスカイマーク神戸支社に電話して、説明を求めました。

すると、本社から回答すると一筆書いた女性は、いたって事務的な態度で、「CAも注意しておりましたが、お休みになっているようでしたので、お声をおかけしませんでした」と答えるだけです。寝ていたわけではありません。苦しみに耐えて、うずくまっていたのです。それを寝ているからと勝手に判断して、放置していたにすぎません。

道で人が苦しそうにしていたら、「大丈夫ですか？」の一言くらいかけるのが、普通の人間の感覚でしょう。ましてや乗客が不調で苦しんでいるのに、その「大丈夫ですか？」の一言すらかけないのは、CAである前に、人間性のかけらも持ちあわせていないのでしょうか。これは、CAの個人的な人間性に問題があるからと、済ませるのではなく、スカイマークの乗客に対するCA教育自体に、乗客軽視が含まれているように私は思います。

地に落ちた航空業界のモラル

この件については、国土交通省の航空局にも調査を依頼しました。しかし、調査といっても、スカイマークに電話を一本かけただけで、それも小僧の使いではないでしょうに、スカイマークの言い分をそのまま受け入れて、問題なしとメールしてきました。航空局の調査にスカイマークは、次のように回答したとのことです。

「呼吸、顔色などの変化はなく、発作と思われるような表情は見受けられませんでした」

私は降機時、チーフCAに「パニック障害とはどんなものか、知っているか」と確認しました。チーフCAははっきりと「知りません」と言っています。どんな症状が起きるか知らないCAが、どうして「発作と思われるような表情は見受けられなかった」といえるのでしょうか。

この件も扶桑社の時と同様、泣き寝入りです。

航空事業がダンピング競争に入って、企業経営的に苦しいのはわかります。スカイマークが飲み物を販売するのも致し方ないでしょう。それにしても、苦しんでいる乗客に水すら売りつけるのは、企業倫理を超えて、人道的に許せないのではないでしょうか。

山崎豊子《やまさきとよこ》氏の小説に去年、映画化もされて話題になった『沈まぬ太陽』（新潮文庫）があります。日本のナショナル・フラッグである日本航空の、あまりに常態化したモラルハザードに多くの人が驚き、怒りを覚えました。

特に一九八五年の夏、群馬県上野《うえの》村の御巣鷹《おすたか》山《やま》山中に墜落した航空機事故は、乗員・乗客あわせて五二〇名が死亡するという、世界でも最悪の航空機事故です。

その事故で亡くなった方々の遺族に対して、日航は犠牲者の賠償金を「値切った」のです。企業の都合で、命の値段を「値切った」のは、小説としてのデフォルメではありません。被害者遺族たちの証言から、事実として記録されています。その日航が乱脈経営のツケで破綻しました。普通の企業なら、とっくになくなっておかしくありません。ところが、国土交通省は、日航に再建策を作らせ、その代わり、銀行に債権五二〇〇億円を放棄させました。中小企業には、債権放棄どころか、「貸し渋り」で一円も貸してくれない銀行が、巨額の債権をチャラにしてくれたのです。なぜ、国は日航を潰《つぶ》さないのでしょうか。簡単なことです。もし、日航が潰れてしまったら、長年にわたって、日航からダニのように金を吸い続けた政治家、官僚などの氏名が暴露される危険性があるからです。その口封じに、巨額の債権をチャラにして、日航を存続させているとしか思えません。

航空会社は、安全飛行さえしてくれれば十分です。過剰なサービスは不要です。スカイマークのように、低料金をウリにしている企業ならば、経費節減に努めるのは、経営上、当然のことでしょう。急病人にも水一杯、与えないのも、スカイマークの都合なのかもしれません。

そのスカイマークがもし墜落したら、果たして死亡した犠牲者に賠償金は支払われるでしょうか。経営が苦しいから、死んだことはお気の毒だが、お金は出しませんと言いかねないのではないでしょうか。

それが現実にならないことを願うばかりです。

「なあなあ」の日本人でないと「日本人」ではない

私が受けた被害など、ちっぽけなものでしかないかもしれません。私怨と受け取る人がいるのも想定できます。それはそれで構わないのです。私一人がいなくなっても、社会にはなんの影響もないのですから。企業はまったく反省しないのですから。私はただ、企業としての「けじめ」をつけて欲しかっただけにすぎません。

日本は一回、ぺしゃんこに潰《つぶ》れるそうです。

私はテレビで訳知りに解説をする政治評論家などと違って、政治家や政党から一銭もお金をもらわず、記事を偏向《へんこう》させたこともないので、実名を出します。

日本は潰れると公言したのは、民主党の衆議院議員である市村浩一郎《いちむらこういちろう》氏（兵庫六区）です。市村氏と会う機会があり、永田町《ながたちょう》の議員会館にある市村氏の部屋で、本人から直接、聞きました。

「潰れた後、民主党が一から作り直します」

市村氏は自信満々にそう言っていました。

では、潰れた時、真っ先に犠牲となる社会的な弱者はどうなるのでしょうか。まさか、みんな死んでくれというわけではないでしょう。そこまでいかなくても、何らかの不利益を被るのは、社会的弱者です。潰れる前に、何とかするのが政治家の責務だと思いますが、市村氏は巧妙に釈明します。

「なにしろ、自民党政権で膨大《ぼうだい》に溜まった膿《うみ》を出すのに時間がかかる。それを出し切らないと、社会改革はできません。そのために、何年かかるか。それは私にもわからない」

いやしくも政治家ならば、三年とか五年とか、努力目標くらい示すべきです。いつまでかかるかわからないでは、国民が納得するでしょうか。それとも、未来永劫《みらいえいごう》、民主党政権が続くと、市村氏が考えているとしたら、ずいぶんお気楽な人だなと思いました。

具体的に国策を作っていかなければいけないはずの政治家が、このように「なあなあ」なのです。一般の日本人が「なあなあ」になるのも無理はありません。

社会には、地味で埋もれていますが、様々な問題が横たわっています。

親による児童虐待が連日のように報道されています。捨て子も増えて、施設に収容された子どもたちは、家庭の温かさに飢えています。運良く、里親が見つかっても、実の親子ではないために、ずっと遠慮して、緊張しながら生きています。

医師不足ばかりでなく、看護師も足りておらず、医師、看護師のほとんどが過労死ラインを超えて働いています。医療崩壊するのは必然です。そうなると、まず国民皆保険が廃止されます。安く、高度な医療を受けられなくなり、経済的な弱者は適切な治療さえままならない、医療格差が公然化するでしょう。

厚生労働省の担当部署にいる役人でさえ、完全に内容を理解できない複雑な福祉政策のために、多くの障害者が、生活苦や不便を強いられています。障害者の中には、そうしたつらさに耐えきれず、自殺する人もいます。

沖縄の米軍だけでなく、自衛隊の基地に土地を提供することで、歳費を賄《まかな》っている自治体は、いくら米軍基地反対と叫んだり、憲法九条を主張しても、基地がなくなったら、経済的に生きていけません。だから、戦闘機の爆音や、戦車から発せられる弾薬の被害、そして隊員たちの婦女暴行などが頻発しても、文句くらいしか言えません。沖縄にしろ、米軍が撤退したら、経済をどうするかといったビジョンはないのです。

高齢社会になって、「老老家庭」が急増しています。年金は先細りで、もしかしたら将来、廃止されてもおかしくない状況です。そうした老人夫婦の一人が、認知症になったら、ヘルパーなど社会的資源を活用したとしても限界があります。思い詰めた老人たちが心中する悲劇が続出することも懸念されています。

「弱肉強食の社会なんだから、自分さえ生きていければ、弱者とか社会問題は関係ない」

たぶん、「なあなあ」の人はそう言って、目を逸《そ》らします。そして、芸能人が深夜に六本木の路上でキスをした（いわゆる「路チュー」です）という「スクープ」に熱中するのです（それすら、朝にインターネットのヤフーでニュースを見たら、雑誌を買って読むことはないでしょう。もはやそれは「スクープ」でもなんでもありません）。

漠然と「誰か」がきっと解決してくれるさ、と根拠のない安心感に浸って毎日を過ごしているのが、「なあなあ」の日本人たちです。

下手に反対意見や批判的な意見を持つと、「危険思想だ。異常者だ」と排斥されます。みんなと一緒、みんな仲良し。これが「なあなあ」の掟《おきて》です。

そのヴァーチャルな平和がいつまで続くでしょうか。

日本人は横っ面を思い切り引っぱたかれないと、何も考えようとしません。

でも、誰もそんなことを敢えてする「憎まれ役」にはなりたくない。

いつまでも「なあなあ」で生きていけば、いいじゃないか。

本当に危機的状況が来たら、その時に考えればいい。でも、そんな危機はまず来ないから大丈夫。

そんな社会的コンセンサスに従うことが「新型うつ」の改善だとしたら、本当に日本の未来は明るいのでしょうか。

どうも「新型うつ」の蔓延は、「なあなあ」な日本人に対する警告のような気がしてなりません。「なあなあ」のままでは、いつか日本が、日本人が、亡びる。その前に「なあなあ」である自分たちの姿を見つめ直すきっかけとして、「新型うつ」が生まれてきたような気がしてならないのですが、これは想像の飛躍でしょうか。

私が取材をしながら、そして本書の原稿を書きながら、ずっと抱いていたジレンマとは、そうした「なあなあ」な日本人が、そんなに遠くない将来、直面するかもしれない危機について、あまりにも無頓着なことに対する「絶望」なのかもしれません。

おわりに　～「新型うつ」では終わらない……私の「長いお別れ」～

うつ治療が転換点を迎えています。抗うつ薬の効果が疑問視され、副作用が海外では問題になっています。精神療法の認知行動療法も、新しい研究者たちの間では、効果が弱いとして、日本の森田《もりた》療法を取り入れるなど、新たな方法論が模索されています。

そんな時代に「新型うつ」が話題になったのは、何かの偶然でしょうか。一〇年以上、うつの取材をしてきた私には、「新型うつ」の登場が、うつ治療全体を見直すための意味を示しているように思えてなりません。

それにしても、私自身、「新型うつ」にまつわる言説にはイライラしていました。特に香山リカ氏の曖昧な解説には、いつも不完全燃焼感しか抱いていませんでした。

いつか、自分で「新型うつ」を徹底的に取材して、書いてみたいと思っていましたが、幸運にも本書でその願いは、ある程度、達成されました（これからも「新型うつ」に関する本は、たくさん出ると思います。新しい情報、解釈などが多いほど、「新型うつ」に困っている人には役立つので、今後の推移を見守りたいと思います）。

モヤモヤした気分が、少しは晴れたような爽やかさがあります。

ただ、うつの形は多様化しつつあるので（というより、これまでが単純化しすぎていたのかもしれません）、「新型うつ」の次には、また新しいタイプのうつが出現する可能性は皆無ではありません。人間が生きていく以上、うつとは縁が切れることはないのです。うつは時代を映す鏡でもあります。将来、どんな形でうつは変化していくのか、興味は尽きません。決して「新型うつ」で終わりではないのです。

それから、悲しいお知らせがあります。第五章でコメントを書かせていただいた、大野正和先生が、本書の取材を終えた直後の七月一三日に脳内出血のため、急逝《きゅうせい》されました。五〇歳というあまりにも早すぎる死でした。奥様から連絡を受け、東京の仕事をなんとかやりくりして、新幹線に飛び乗り、大阪の郊外で営まれた通夜の席にたどり着いたのは、もう夜の九時前でした。先生を偲《しの》んで集まられた人々も、ほとんど帰った後で、奥様と九歳になる一人娘のお嬢さんが、ポツンと座っていました。まだ若い奥様は、ぼんやりとされているように見受けられました。そして、先生が生前、こんな話をしていたと涙を流しながら語っていただいたのです。

「僕の仕事は世の中より五年、早いんや。だから、誰も気づいてくれへん。仕事が評価されるのは、僕が死んだ後やな」

先生が研究・考察していたメンタルヘルスと企業の関係性は、今後、ますます重要な意味を持つものです。それだけに、先生の仕事が評価される前に亡くなったのは、非常に惜しまれてなりません。心からご冥福をお祈りいたします。

最後に、本書を読んでいただき、まことにありがとうございました。

では、さようなら。

二〇一〇年九月

上野玲

切りとり線

★読者のみなさまにお願い

この本をお読みになって、どんな感想をお持ちでしょうか。祥伝社のホームページから書評をお送りいただけたら、ありがたく存じます。今後の企画の参考にさせていただきます。また、次ページの原稿用紙を切り取り、左記まで郵送していただいても結構です。

お寄せいただいた書評は、ご了解のうえ新聞・雑誌などを通じて紹介させていただくこともあります。採用の場合は、特製図書カードを差しあげます。

なお、ご記入いただいたお名前、ご住所、ご連絡先等は、書評紹介の事前了解、謝礼のお届け以外の目的で利用することはありません。また、それらの情報を6カ月を超えて保管することもありません。

〒101−8701（お手紙は郵便番号だけで届きます）
祥伝社新書編集部
電話03（3265）2310
祥伝社ホームページ　http://www.shodensha.co.jp/bookreview/

★本書の購買動機（新聞名か雑誌名、あるいは○をつけてください）

＿＿＿＿新聞の広告を見て	＿＿＿＿誌の広告を見て	＿＿＿＿新聞の書評を見て	＿＿＿＿誌の書評を見て	書店で見かけて	知人のすすめで

★100字書評……都合のいい「うつ」

名前

住所

年齢

職業

上野玲　うえの・れい

1962年生まれ。ジャーナリスト（本書を最後に、無期休業中）。うつ歴12年以上（ただし、現在はほとんどよくなっている）。主な著書に、『うつは薬では治らない』（文春新書）、『ルポ　がんの時代、心のケア』（岩波書店）、『誤解だらけのうつ治療』（蟻塚亮二氏との共著・集英社）、『僕のうつうつ生活、それから』（並木書房）、『日本人だからうつになる』（中公新書ラクレ）など。

都合《つごう》のいい「うつ」

上野玲《うえのれい》

2010年９月10日　初版第１刷発行

発行者……………竹内和芳
発行所……………祥伝社しょうでんしゃ
〒101-8701　東京都千代田区神田神保町3-6-5
電話　03(3265)2081(販売部)
電話　03(3265)2310(編集部)
電話　03(3265)3622(業務部)
ホームページ　http://www.shodensha.co.jp/
装丁者……………盛川和洋
印刷所……………萩原印刷
製本所……………ナショナル製本

造本には十分注意しておりますが、万一、落丁、乱丁などの不良品がありましたら、「業務部」あてにお送りください。送料小社負担にてお取り替えいたします。

Printed in Japan　ISBN978-4-396-11212-7　C0295